巴雷特食管腺癌的内镜诊断与治疗

日本《胃与肠》编委会　编著

《胃与肠》翻译委员会　译

辽宁科学技术出版社

·沈阳·

Authorized translation from the Japanese Journal, entitled
胃と腸　第56巻 第2号
Barrett食道腺癌の内視鏡診断と治療2021
ISSN：0536-2180
編集：「胃と腸」編集委員会
協力：早期胃癌研究会
Published by IGAKU-SHOIN LTD., Tokyo Copyright © 2021

Simplified Chinese Characters published by Liaoning Science and Technology Publishing House, Copyright © 2023.

© 2023辽宁科学技术出版社
著作权合同登记号：第06-2021-225号。

图书在版编目（CIP）数据

巴雷特食管腺癌的内镜诊断与治疗/日本《胃与肠》编委会编著；《胃与肠》翻译委员会译. —沈阳：辽宁科学技术出版社，2023.9
　　ISBN 978-7-5591-2976-5

　　Ⅰ.①巴… Ⅱ.①日… ②胃… Ⅲ.①食管癌—内窥镜—诊疗②腺癌—内窥镜—诊疗 Ⅳ.① R735.1 ②R730.261

中国国家版本馆CIP数据核字（2023）第063703号

出版发行：辽宁科学技术出版社
　　　　　（地址：沈阳市和平区十一纬路25号　邮编：110003）
印 刷 者：辽宁新华印务有限公司
经 销 者：各地新华书店
幅面尺寸：182 mm×257 mm
印　　张：8
字　　数：160千字
出版时间：2023 年 9 月第 1 版
印刷时间：2023 年 9 月第 1 次印刷
责任编辑：卢山秀
封面设计：袁　舒
版式设计：袁　舒
责任校对：黄跃成

书　　号：ISBN 978-7-5591-2976-5
定　　价：98.00元

编辑电话：024-23284363
E-mail：lkbjlsx@163.com
邮购热线：024-23284502
《胃与肠》官方微信：15640547725

《胃与肠》编委会 (按五十音图排序)

目　录

欧美日对巴雷特食管腺癌的诊断及治疗差异

竹内 学 [1]

关键词　巴雷特食管腺癌　SSBE　LSBE　内镜诊断内镜治疗

[1] 長岡赤十字病院消化器内科　〒940-2085 長岡市千秋 2 丁目 297-1
E-mail：yasuzuka2000@yahoo.co.jp

前言

在欧美，巴雷特食管腺癌（Barrett's esophageal adenocarcinoma，BEAC）在各种癌症中增长率最高。在美国是从 1975 年开始增长的，20 年后超过鳞状细胞癌，成为食管癌的主要组织学类型，30 年来患病率和死亡率分别增加 6 倍和 7 倍。在日本食管学会的全国统计中，2002 年所有食管癌中 BEAC 和食管腺癌的合计比例为 2.4%，2012 年为 7.4%，在 10 年间增长了 2 倍多，但仍然不及欧美那样的增长率。

就背景黏膜而言，在欧美最大长度为 3cm 及以上的长节段巴雷特食管（long segment Barrett's esophagus，LSBE）的患病率为 2% ~ 7%，而在日本为 0.35%，绝大多数为短节段巴雷特食管（short segment Barrett's esophagus，SSBE）。据报道，巴雷特食管的长度不同，致癌率也不同，SSBE 的年致癌率为 0.19%，LSBE 的年致癌率为 0.33% ~ 0.56%，LSBE 是 SSBE 的约 2 ~ 3 倍。胃食管反流病（gastroesophageal reflux disease，GERD）是巴雷特食管腺癌的主要原因，致癌还与种族差异、性别、年龄、环境因素等有关，这种 LSBE 和 SSBE 比例的差异也是欧美致癌率与日本不同的原因。因此，在研究 BEAC 时，重要的是根据背景黏膜的差异考虑内镜诊断和病理诊断。

巴雷特食管定义的差异和未来的挑战

日本对巴雷特食管的定义与英国相似，与有无具有杯状细胞的肠上皮化生无关。与此相对，在美国和德国，具有杯状细胞的肠黏膜的存在以及柱状上皮化生是必不可少的。究其原因，在欧美，肠上皮化生致癌的观点占主流，"No goblets, No Barrett's" 的概念是基础。在一项德国关于内镜下切除 BEAC 的背景黏膜（主要是 SSBE）的研究中，约 20% 可观察到肠上皮化生，其中大部分为贲门腺体黏膜，有报道称在巴雷特食管随访病例中有无肠上皮化生的致癌率无显著差异。此外，在基础研究中，巴雷特食管中无论有无杯状细胞，都发现 DNA 异常，因此也有人认为肠上皮化生的致癌作用并不重要。

有人认为，幽门螺杆菌（H. pylori）感染会引起胃底腺体萎缩、假幽门化生、肠上皮化生，从而导致胃癌，癌就是在这种变化的过程中发展起来的，否认肠上皮化生的直接致癌作用。巴雷特食管可能与肠黏膜无关，而是在黏膜发炎和再生的过程中发生癌变。为了证明其合理性，不仅要检查 SSBE 来源的 BEAC，还要检查 LSBE 来源的 BEAC，以及发生什么样的组织病理学和遗传学变化，尤其是对于与癌接触的背景黏膜，有必要详细检查。

BEAC监测与内镜诊断的差异

有报告显示，在欧美超过1万例巴雷特食管患者中，癌症的年发病率仅为0.12%，由于发病率极低，因此关于内镜检查监测的有效性，有人持否定意见。此外，在一项meta分析中，无异型性巴雷特食管腺癌的年发病率仅为0.33%，特别是SSBE的发病率低至0.19%，引发了对积极内镜干预的质疑。但是，伴有低度异型增生（low grade dysplasia，LGD）的巴雷特食管腺癌［包括高度异型增生（high grade dysplasia，HGD）］的年发病率为1.73%，根据美国ACG（American College of Gastroenterology）指南，如果怀疑是异型性，则每年进行一次包括活检在内的检查，如果没有异型性，建议每3～5年进行一次检查。但是，LGD的病理医生之间的诊断一致率低是主要问题，也有可能是因炎症等被评估为LGD，因此需要多名病理医生进行重新评估。

在日本，根据2017年版《食管癌实践指南》，虽然对巴雷特食管进行筛查/监测的推荐程度较低，但是对于具有不同致癌风险的SSBE和LSBE，应分别制定检查随访间隔。日本的随访方法主要是通过类似内镜诊断早期胃癌的精准活检，而在欧美，则是基于"西雅图协议"（Seattle protocol），每1～2cm进行一次全周性4点活检的随机活检。但是据报道，由于人工或采样误差较大，实际达标率在50%左右，欧美也报道了使用窄带成像（narrow band imaging，NBI）进行精准活检的有效性，并且有可能在未来转向精准活检。

欧美提出了各种放大内镜分类，但在日本，日本食管学会也报道了BEAC的放大内镜分类（JES-BE分类）。与早期胃癌同样，分为黏膜型和血管型。首先，它是一种诊断系统，以低倍放大图像观察黏膜结构以判断肿瘤和非肿瘤，在黏膜结构不清晰的情况下，提高放大倍数以判断血管结构是否完整。通常，SSBE来源

的癌很容易诊断，而LSBE中发展的癌很难检测到。组织病理学上，LSBE来源的癌结构和细胞异型性极低，腺体密度稀疏，黏膜中层和深层存在非典型腺管，内镜下的定性诊断和横向扩展范围诊断通常比胃癌困难得多。此外，LSBE同时发生多发癌变的概率较高，还需要大量的巴雷特食管进行全面观察。

笔者曾经想知道为什么随机活检在欧洲和美国是主流，在德国学习期间遇见了许多LSBE癌变后，在只能看到边界不清的扁平病变时，对欧美内镜医生的心情是可以理解的。

BEAC内镜治疗的差异

在欧美，可见病灶的内镜黏膜切除术（endoscopic mucosal resection，EMR）+射频消融（radiofrequency ablation，RFA）和残余巴雷特食管冷冻治疗是BEAC的基本治疗方法。肉眼可见的病变是指肉眼可见的0-Ⅱa型和0-Ⅱc型，不包括0-Ⅱb等基本平坦型。欧美的治疗目的不是通过EMR进行一次性完全切除，而是确认病理学的浸润深度。对残留的巴雷特食管进行RFA和冷冻治疗，口服抑酸剂，使之转化为鳞状上皮，从而达到抑制癌变的目的，这些治疗方法已被纳入欧美治疗指南。

与欧美不同，日本的基本治疗方针是进行详细的内镜观察，并对病灶进行完整的内镜切除。基于多中心联合研究的BEAC淋巴结转移的风险报道，HGD和黏膜内癌手术病例的淋巴结转移率分别为0%和2%。内镜下切除SMM/LPM癌后无须额外治疗，对于DMM癌和SM1癌（浸润距离<500μm），危险因素（病变直径3cm以上，淋巴血管浸润，比DMM更深的低分化腺癌），应该对患者进行足够的病理评估，以确定是否需要额外的治疗。希望日本的BEAC内镜治疗政策的有效性能在世界范围内传播。

结语

阐述了日本和欧美对巴雷特食管的定义，

BEAC 监测与内镜诊断 / 治疗的区别，以及未来的问题。希望本书能对这些问题进行详细讨论，向 BEAC 的内镜诊断、治疗的确立迈进一步。

参考文献

[1]Ozawa S, Tachimori Y, Baba H, et al. Comprehensive Registry of Esophageal Cancer in Japan, 2002. Esophagus 7: 7–22, 2010.

[2]Tachimori Y, Ozawa S, Numasaki H, et al. Comprehensive registry of esophageal cancer in Japan, 2012. Esophagus 16: 221–245, 2019.

[3]Desai TK, Krishnan K, Samala N, et al. The incidence of oesophageal adenocarcinoma in non–dysplastic Barrett's oesophagus: a meta–analysis. Gut 61: 970–976, 2012.

[4]Takubo K, Aida J, Naomoto Y, et al. Cardiac rather than intestinal–type BEACkground in endoscopic resection specimens of minute Barrett adenocarcinoma. Hum Pathol 40: 65–74, 2009.

[5]Kelty CJ, Gough MD, Wyk QV, et al. Barrett's oesophagus: intestinal metaplasia is not essential for cancer risk. Scand J Gastroenterol 42: 1271–1274, 2007.

[6]Gatenby PA, Ramus JR, Caygill CP, et al. Relevance of the detection of intestinal metaplasia in non–dysplastic columnar–lined oesophagus. Scand J Gastroenterol 43: 524–530, 2008.

[7]日本食道学会（編）. 食道癌診療ガイドライン2017年版. 金原出版，2017.

[8]Abrams JA, Kapel RC, Lindberg GM, et al. Adherence to biopsy guidelines for Barrett's esophagus surveillance in the community setting in the United States. Clin Gastroenterol Hepatol 7: 736–742, 2009.

[9]Sharma P, Hawes RH, Bansal A, et al. Standard endoscopy with random biopsies versus narrow band imaging targeted biopsies in Barrett's oesophagus: a prospective, international, randomised controlled trial. Gut 62: 15–21, 2013.

[10]Curvers WL, Bohmer CJ, Mallant–Hent RC, et al. Mucosal morphology in Barrett's esophagus: interobserver agreement and role of narrow band imaging. Endoscopy 40: 799–805, 2008.

[11]Goda K, Fujisaki J, Ishihara R, et al. Newly developed magnifying endoscopic classification of the Japan Esophageal Society to identify superficial Barrett's esophagus–related neoplasms. Esophagus 15: 153–159, 2018.

[12]Shaheen NJ, Sharma P, Overholt BF, et al. Radiofrequency ablation in Barrett's esophagus with dysplasia. N Engl J Med 360: 2277–2288, 2009.

[13]Dunbar KB, Spechler SJ. The risk of lymph–node metastases in patients with high–grade dysplasia or intramucosal carcinoma in Barrett's esophagus: a systematic review. Am J Gastroenterol 107: 850–862, 2012.

[14]竹内学，石原立，小山恒男，他. Barrett食道癌のリンパ節転移頻度と特徴—多施設共同研究の結果. 胃と腸 52: 329–338, 2017.

巴雷特食管腺癌的病理特征

——来源于 SSBE 的巴雷特食管腺癌的特征

向所 贤一[1]

仲山 贵永

九嶋 亮治

摘要● 日本多见的SSBE，在组织病理学上多为胃贲门腺黏膜（cardiac mucosa）。cardiac mucosa的上皮成分由覆盖在黏膜表面的MUC5AC阳性腺上皮和存在于深部的MUC6阳性贲门腺构成。贲门腺存在的区域在胚胎期非常狭窄，后天可能会扩大，幽门螺杆菌（*H. pylori*）阳性患者的贲门腺存在的区域会向肛侧扩大，GERD患者的贲门腺存在的区域会向口侧扩大。由于在SSBE发生的巴雷特食管腺癌的早期病变内，经常可以发现异型腺管呈与贲门黏膜相同的细胞分布（MUC5AC阳性细胞在管腔旁，MUC6阳性细胞在深部），因此提示SSBE源性巴雷特食管腺癌是由贲门黏膜发展而来的。SSBE来源的巴雷特食管腺癌多见于下食管的右侧前壁（0—3点钟方向），有报道称肉眼类型多为隆起型。另外，SSBE和LSBE一样可以成为恶性肿瘤的起源，但其致癌风险比LSBE低，同时多发癌和异时多发癌发生的可能性也非常低。

关键词 cardiac mucosa 贲门腺 SSBE GERD 腺癌

[1] 滋賀医科大学医学部病理学講座 〒 520–2192 大津市瀬田月輪町
E-mail : mukaisho@belle.shiga–med.ac.jp

前言

在确定巴雷特食管的定义时，最大的问题是有无杯状细胞。巴雷特黏膜在日本被定义为"从胃部连续延伸的柱状上皮，不论有无肠上皮化生"，而在美国则被定义为"No goblets，No Barrett's"，只有在活检中显示杯状细胞的肠上皮化生型黏膜被定义为巴雷特上皮。在英国，1cm 以上的柱状上皮被称为巴雷特食管，不论有无杯状细胞。这样做的背景是，巴雷特食管的活检组织中没有观察到肠上皮化生即为采样失败，只要活检组织充足，可以发现肠上皮化生。巴雷特上皮根据其长度分为小于 3cm 的短节段巴雷特食管（short segment Barrett's esophagus，SSBE）和大于 3cm 的长节段巴雷特食管（long segment Barrett's esophagus，LSBE）。LSBE 在欧美很常见，SSBE 在包括日本在内的亚洲国家很常见。本文主要报道了来源于 SSBE 的巴雷特食管腺癌的发生发展和组织病理学特征。

SSBE中常见的 贲门腺黏膜（cardiac mucosa）

据报道，巴雷特食管从口侧可发现 3 种类型的上皮：①特殊肠上皮化生；②胃贲门腺黏膜（cardiac mucosa）；③胃底腺黏膜。日常

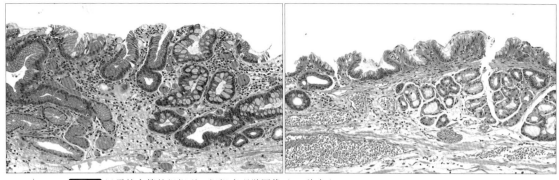

| a | b |

图1 巴雷特食管的组织型。组织病理学图像（HE染色）
a 左侧为cardiac mucosa，右侧为肠上皮化生。
b 右侧可见胃底腺黏膜，表层覆盖有再生性腺窝上皮，左侧可见小部分肠上皮化生。

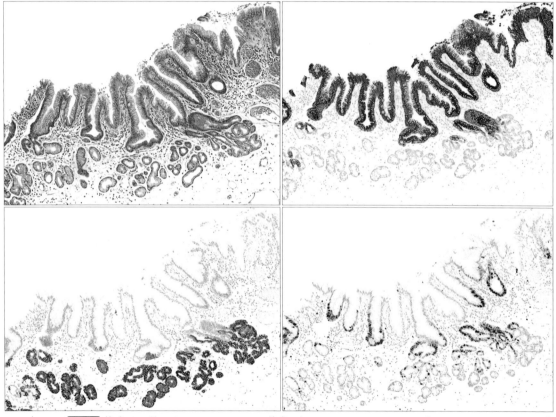

| a | b |
| c | d |

图2 构成SSBE的cardiac mucosa。a：HE染色；b：MUC5AC；c：MUC6；d：Ki-67。cardiac mucosa表层被MUC5AC阳性的腺窝上皮所覆盖，深部MUC6阳性的幽门腺型黏液中发现阳性贲门腺。MUC5AC阳性细胞和MUC6阳性细胞之间存在腺颈，观察到Ki-67阳性增殖区。人们认为癌变是由于存在该增殖区的干细胞发展而来的

诊断的 SSBE 活检标本中，大部分是 cardiac mucosa，很少有大范围肠上皮化生（**图1**）。使用免疫组化染色后，cardiac mucosa 的上皮表层对腺窝上皮型黏液 MUC5AC 呈阳性（**图2a、b**），深部黏膜的贲门腺对幽门腺型黏液 MUC6 呈阳性（**图2a、c**）。在腺窝上皮和贲门腺之间的被称为腺颈部位，存在 Ki-67 阳性增殖区（**图2d**）。

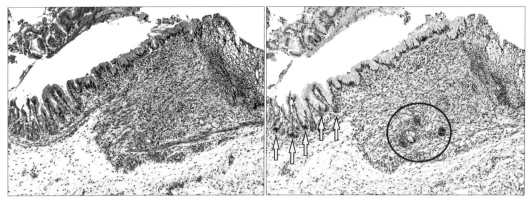

图3 胚胎期的cardiac mucosa。**a**：HE染色；**b**：MUC6。胎儿20周时食管胃结合部的组织病理学图像。右侧可见食管复层鳞状上皮，各图中央偏右侧可见腺窝上皮型上皮。在**b**图的黄色箭头和红色圆圈中可以确认MUC6阳性细胞，可见贲门腺正在形成

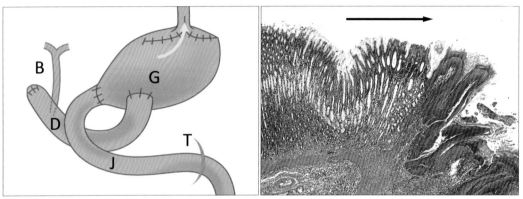

图4 cardiac mucosa和用小白鼠做的十二指肠液反流模型
a 十二指肠液反流模型。B：胆管；D：十二指肠；G：腺胃（glandular stomach）；T：Treitz韧带。切除由复层鳞状上皮组成的小白鼠前胃部分，使包括胆汁在内的所有十二指肠液回流到腺胃中（黄色箭头）。在该模型中，胃液（包括十二指肠液）从腺胃向食管发生反流。
b 小白鼠反流模型中食管胃结合部的组织病理学图像。可见cardiac mucosa覆盖有轻度增生的腺窝上皮，向食管侧延伸（黑色箭头）。
［图**a**来源于"Mukaisho K, et al. Barrett's carcinogenesis. Pathol Int 69：319–330, 2019"，经修改转载］

大多数成人都有 cardiac mucosa，据报道其平均长度约为 13 mm（范围 2 ~ 64 mm）。有许多报道称 cardiac mucosa 是先天存在的，但其在胚胎期非常短［平均长度为 1.8 mm（范围 1.0 ~ 4.0 mm）］。还有报道称，cardiac mucosa 不是先天性的，而是由于反流的影响而后天发生的。作者也同意 cardiac mucosa 后天发生的观点。然而，这并不意味着 cardiac mucosa 是后天出现的，实际上 cardiac mucosa 存在的区域虽然非常狭窄，但是在胚胎期也确实存在（**图3**）。有报道称 cardiac mucosa 因幽门螺杆菌（*H. pylori*）感染而延长至肛侧，并在胃食管反流病（gastroesophageal reflux disease，GERD）病例中延长至口侧，作者等在使用小白鼠进行的十二指肠液反流模型实验中，证实 cardiac mucosa 延伸至口侧（**图4**）。

巴雷特食管腺癌背后的SSBE

虽然有报道称，SSBE 和 LSBE 发生巴雷特食管腺癌的风险相似，但 SSBE 的年致癌率低于 LSBE，SSBE 的年致癌率为 0.03% ~ 0.07%，而 LSBE 的年致癌率为 0.22% ~ 0.31%。这是

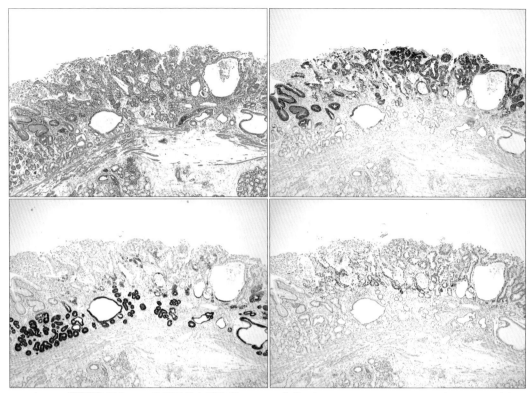

图5 源自SSBE的巴雷特食管腺癌。**a**：HE染色；**b**：MUC5AC；**c**：MUC6；**d**：CDX2。对应于0-Ⅰ的肿瘤的组织病理学图像，这是SSBE中最常见的肉眼类型。上部（管腔侧）可见MUC5AC阳性肿瘤腺管（**b**），深部可见MUC6阳性的非肿瘤性贲门腺和肿瘤腺管（**c**）增殖。肿瘤腺管是比MUC6更具有MUC5AC优势胃型黏液的一种高分化型腺癌，并且被认为是cardiac mucosa的由来。与肠道分化有关的转录因子CDX2呈阳性（**d**）

因为，从组织形态来看，LSBE中肠上皮化生较多，所以也可以认为，正如美国所主张的那样，有肠上皮化生的黏膜更容易致癌。然而，另一方面，也有报道称可在没有肠化生的黏膜背景下发生癌变。

胃分化型腺癌是否一定起源于肠上皮化生

在美国，不仅巴雷特食管腺癌，胃癌也被认为是由肠上皮化生引起的。然而，作者进行胃分化型腺癌的早期病变研究结果显示，腺癌组织浅表部存在腺窝上皮型黏液 MUC5AC 阳性细胞，在深部存在具有幽门腺型黏液 MUC6 阳性细胞的异型腺管。在 MUC5AC 阳性细胞和MUC6 阳性细胞的交界处，有 Ki-67 阳性增殖

区存在的病例。这种结构不同于肠上皮化生，与幽门腺、假幽门腺和贲门腺类似。也就是说，分化型腺癌不仅源自肠上皮化生，更多的是来源于胃固有黏膜。毋庸置疑，*H. pylori* 感染是胃癌的危险因素。在与 *H. pylori* 感染相关的重度胃炎和胃部持续慢性炎症的病例中，观察到肠上皮化生和萎缩。从作者的研究来看，胃癌与其说是由肠上皮化生发展而来的，不如说是由发生肠上皮化生的炎性胃固有黏膜发展而来的。

来源于SSBE的巴雷特食管腺癌的组织学特征

用免疫组织化学染色分析法解析胃癌，思考来源于 SSBE 的巴雷特食管腺癌的组织发生。过去有报道称，许多源自 SSBE 的巴雷特

食管腺癌具有与 cardiac mucosa 相似的胃型特征。此外，在来源于 SSBE 的巴雷特食管腺癌中，可以确认表层 MUC5AC 阳性和深层 MUC6 阳性的成分（**图 5a ~ c**）。该结构与 cardiac mucosa 类似，提示 SSBE 中的巴雷特食管腺癌来源于 cardiac mucosa。但是，SSBE 来源的巴雷特食管腺癌对肠上皮分化和维持所必需的转录因子 CDX2 呈阳性的情况较多，因此巴雷特食管腺癌的起源比起具有完整胃型特征的黏膜，更倾向于向肠上皮分化（**图 5d**）。

来源于SSBE的巴雷特食管腺癌的好发部位和肉眼发现

据报道来源于 SSBE 的巴雷特食管腺癌见于右前壁（0—3 点钟方向），在 LSBE 的其他部位也有发现。推测这是由于食管下段右前壁括约肌压力较其他部位弱，不能完全抑制反酸所致。另外，虽然有 LSBE 同时多发癌和异时多发癌的报告，但据作者所知，还没有关于 SSBE 来源的同时多发癌和异时多发癌的报告。将肿瘤的肉眼类型分为隆起型和平坦凹陷型时，来源于 SSBE 的巴雷特食管腺癌的隆起型占比约为 63.2%，存在优势。来源于 SSBE 的巴雷特食管腺癌中，0-Ⅰ、0-Ⅱa、0-Ⅱb、0-Ⅱc 等单纯型占 69.5%，0-Ⅰ+Ⅱa、0-Ⅱa+Ⅱc+Ⅱb 等 0 型的混合型（一个病变由两种或多种肉眼型组成）占 30.5%。

结语

在日常遇到的 SSBE 中，很难确定哪些病变会癌变。但是，需要注意的是，来源于 SSBE 的巴雷特食管腺癌很可能发生在下食管右前壁，肉眼多见隆起型。作为致癌的发源地，通过 GERD 向口侧延伸的 cardiac mucosa 是有影响的。鉴于巴雷特食管腺癌是一种炎症性癌变，活检组织中炎症较重或伴有肠上皮化生的，可能需要引起注意。

参考文献

[1]日本食道学会（編）. 臨床・病理食道癌取扱い規約. 金原出版, 2015.
[2]Batts KP. Barrett esophagus–more steps forward. Hum Pathol 32: 357–359, 2001.
[3]Spechler SJ, Sharma P, Souza RF, et al. American Gastroenterological Association technical review on the management of Barrett's esophagus. Gastroenterology 140: e18–52, quiz e13, 2011.
[4]Salimian KJ, Waters KM, Eze O, et al. Definition of Barrett esophagus in the United States: support for retention of a requirement for goblet cells. Am J Surg Pathol 42: 264–268, 2018.
[5]Fitzgerald RC, di Pietro M, Ragunath K, et al. British Society of Gastroenterology guidelines on the diagnosis and management of Barrett's oesophagus. Gut 63: 7–42, 2014.
[6]Sikkema M, de Jonge PJ, Steyerberg EW, et al. Risk of esophageal adenocarcinoma and mortality in patients with Barrett's esophagus: a systematic review and meta–analysis. Clin Gastroenterol Hepatol 8: 235–244, 2010.
[7]Azuma N, Endo T, Arimura Y, et al. Prevalence of Barrett's esophagus and expression of mucin antigens detected by a panel of monoclonal antibodies in Barrett's esophagus and esophageal adenocarcinoma in Japan. J Gastroenterol 35: 583–592, 2000.
[8]Amano Y, Kushiyama Y, Yuki T, et al. Prevalence of and risk factors for Barrett's esophagus with intestinal predominant mucin phenotype. Scand J Gastroenterol 41: 873–879, 2006.
[9]Paull A, Trier JS, Dalton MD, et al. The histologic spectrum of Barrett's esophagus. N Engl J Med 295: 476–480, 1976.
[10]Nakanishi Y, Saka M, Eguchi T, et al. Distribution and significance of the oesophageal and gastric cardiac mucosae: a study of 131 operation specimens. Histopathology 51: 515–519, 2007.
[11]Takubo K. Squamous metaplasia with reserve cell hyperplasia in the esophagogastric junction zone. Acta Pathol Jpn 31: 349–359, 1981.
[12]Chandrasoma PT, Der R, Dalton P, et al. Distribution and significance of epithelial types in columnar–lined esophagus. Am J Surg Pathol 25: 1188–1193, 2001.
[13]De Hertogh G, Van Eyken P, Ectors N, et al. On the existence and location of cardiac mucosa: an autopsy study in embryos, fetuses, and infants. Gut 52: 791–796, 2003.
[14]Zhou H, Greco MA, Daum F, et al. Origin of cardiac mucosa: ontogenic consideration. Pediatr Dev Pathol 4: 358–363, 2001.
[15]Glickman JN, Fox V, Antonioli DA, et al. Morphology of the cardia and significance of carditis in pediatric patients. Am J Surg Pathol 26: 1032–1039, 2002.
[16]Kilgore SP, Ormsby AH, Gramlich TL, et al. The gastric cardia: fact or fiction? Am J Gastroenterol 95: 921–924, 2000.
[17]Chandrasoma PT, Der R, Ma Y, et al. Histology of the gastroesophageal junction—an autopsy study. Am J Surg Pathol 24: 402–409, 2000.
[18]Chandrasoma PT. Fetal "cardiac mucosa" is not adult cardiac mucosa. Gut 52: 1798–1799, 2003.
[19]Mitchell DR, Derakhshan MH, Wirz AA, et al. The gastric acid pocket is attenuated in *H. pylori* infected subjects. Gut 66: 1555–1562, 2017.
[20]Robertson EV, Derakhshan MH, Wirz AA, et al. Central obesity in asymptomatic volunteers is associated with

increased intrasphincteric acid reflux and lengthening of the cardiac mucosa. Gastroenterology 145: 730–739, 2013.

[21]Kushima R, Mukaisho K, Takemura S, et al. Barrett's esophagus: analyses from human and experimental animal studies. Pathologe 34: 138–147, 2013.

[22]Mukaisho K, Kanai S, Kushima R, et al. Barretts's carcinogenesis. Pathol Int 69: 319–330, 2019.

[23]Yousef F, Cardwell C, Cantwell MM, et al. The incidence of esophageal cancer and high–grade dysplasia in Barrett's esophagus: a systematic review and meta–analysis. Am J Epidemiol 168: 237–249, 2008.

[24]Hamade N, Vennelaganti S, Parasa S, et al. Lower annual rate of progression of short–segment vs long–segment Barrett's esophagus to esophageal adenocarcinoma. Clin Gastroenterol Hepatol 17: 864–868, 2019.

[25]Pohl H, Pech O, Arash H, et al. Length of Barrett's oesophagus and cancer risk: implications from a large sample of patients with early oesophageal adenocarcinoma. Gut 65: 196–201, 2016.

[26]Chandrasekar VT, Hamade N, Desai M, et al. Significantly lower annual rates of neoplastic progression in short– compared to long–segment non–dysplastic Barrett's esophagus: a systematic review and meta–analysis. Endoscopy 51: 665–672, 2019.

[27]Takubo K, Aida J, Naomoto Y, et al. Cardiac rather than of minute Barrett adenocarcinoma. Hum Pathol 40: 65–74, 2009.

[28]Nishimura R, Mukaisho K, Yamamoto H, et al. Precursor–derived versus de–novo carcinogenesis depends on lineage–specific mucin phenotypes of intramucosal gland–forming gastric neoplasms. Histopathology 63: 616–629, 2013.

[29]Tsukashita S, Kushima R, Bamba M, et al. MUC gene expression and histogenesis of adenocarcinoma of the stomach. Int J Cancer 94: 166–170, 2001.

[30]Pech O, Gossner L, Manner H, et al. Prospective evaluation of the macroscopic types and location of early Barrett's neoplasia in 380 lesions. Endoscopy 39: 588–593, 2007.

[31]Enestvedt BK, Lugo R, Guarner–Argente C, et al. Location, location, location: does early cancer in Barrett's esophagus have a preference? Gastrointest Endosc 78: 462–467, 2013.

[32]Cassani L, Sumner E, Slaughter JC, et al. Directional distribution of neoplasia in Barrett's esophagus is not influenced by distance from the gastroesophageal junction. Gastrointest Endosc 77: 877–882, 2013.

[33]Omae M, Fujisaki J, Shimizu T, et al. Correlation of the location of superficial Barrett's esophageal adenocarcinoma (s–BEA) with the direction of gastroesophageal reflux. Endosc Int Open 4: E515–520, 2016.

[34]Kinoshita Y, Furuta K, Adachi K, et al. Asymmetrical circumferential distribution of esophagogastric junctional lesions: anatomical and physiological considerations. J Gastroenterol 44: 812–818, 2009.

[35]Yamasaki A, Shimizu T, Kawachi H, et al. Endoscopic features of esophageal adenocarcinoma derived from short–segment versus long–segment Barrett's esophagus. J Gastroenterol Hepatol 35: 211–217, 2020.

Summary

Characteristics of Pathological Findings in Short–segment Barrett's Esophagus–Derived Esophageal Adenocarcinoma

Kenichi Mukaisho[1], Takahisa Nakayama, Ryoji Kushima

Most of the SSBE (short–segment Barrett's esophagus), which is often found among Japanese patients, is primarily composed of cardiac–type mucosa. The cardiac mucosa surface consists of MUC5AC–positive gastric foveolar epithelium, and the more profound part consists of MUC6–positive cardiac glands. The area where cardiac glands are present is extremely narrow during the embryonic period and is believed to spread. The cardiac mucosa spreads to the anal side in patients with *HelicoBEACter pylori* infection, and it also spreads to the oral side in patients with gastroesophageal reflux disease. Atypical glands exhibiting the same cell distribution as that of cardiac glands (MUC5AC–positive cells on the luminal side and MUC6–positive cells deep) can be detected in the part of Barrett's EAC (esophageal adenocarcinoma) derived from SSBE. This finding suggests that SSBE–derived Barrett's EAC is originated from cardiac mucosa. The lesion is often located at the right anterior wall (0–3 o'clock position) in the lower esophagus. It has been reported that the main macroscopic type is elevated. Although SSBE has the potential to develop EAC like LSBE, it has a lower risk for carcinogenesis than LSBE. SSBE is highly unlikely to develop simultaneous multiple cancers or extraordinary multiple cancers.

[1]Department of Clinical Laboratory Medicine and Diagnostic Pathology, Shiga University of Medical Science, Otsu, Japan.

巴雷特食管腺癌的病理特征

——以 LSBE 为主

河内 洋[1-2]

中野 薫

藤崎 顺子 [3]

摘要 ● 在巴雷特食管腺癌中，总结了发生于LSBE的腺癌（LSBE腺癌）的病理特征。巴雷特食管腺癌肉眼常表现为0-Ⅰ型和0-Ⅱa型隆起，而LSBE腺癌多为0-Ⅱb型或主病变周围伴有0-Ⅱb型成分。在组织病理学上多为高分化、中分化腺癌，但随着浸润有出现低分化腺癌成分的倾向。0-Ⅱb型成分主要由高分化的腺癌成分组成，但边缘部分腺管密度低，细胞异型性较轻。肠上皮化生常见于LSBE腺癌的背景黏膜，但常与贲门腺型黏膜混合。LSBE腺癌常有多个同时性和异时性病变，在背景黏膜中发现许多显微镜下病变。p53免疫染色可用于多个微小病变的组织病理学检测。

关键词　　巴雷特食管　LSBE　腺癌　病理　多发

[1]がん研究会有明病院臨床病理センター病理部
　〒135-8550 東京都江東区有明3丁目8-31　E-mail : hiroshi.kawachi@jfcr.or.jp
[2]がん研究会がん研究所病理部
[3]がん研究会有明病院消化器内科

前言

由反流性食管炎引起的下段食管鳞状上皮区黏膜损伤后，柱状上皮化食管（columnar-lined esophagus）是食管腺癌的重要起源。在日本，柱状上皮化食管被称为巴雷特食管，两者作为同义词使用。在日本以外，主要是北美，只有柱状上皮化食管中存在杯状细胞（肠上皮化生）的才称为巴雷特食管。柱状上皮食管作为腺癌的起源具有重要意义，无论有无杯状细胞，事实上，腺癌起源于没有杯状细胞的柱状上皮食管（日本的巴雷特食管）也经常发生。众所周知，伴随杯状细胞的癌变风险很高，考虑杯状细胞的存在（肠上皮化生）也具有临床意义。对不重视杯状细胞是否存在的日本将巴雷特食管视为柱状上皮取代鳞状上皮的形态病理学状态，而对于重视杯状细胞存在要求的北美则将巴雷特食管视为高致癌风险状态。在本文中，使用日本的定义，即柱状上皮化食管 = 巴雷特食管，无论杯状细胞是否存在。

巴雷特食管根据食管胃结合部（EGJ）至巴雷特黏膜口侧端的距离分为短节段巴雷特食管（short segment Barrett's esophagus，SSBE）和长节段巴雷特食管（long segment Barrett's esophagus，LSBE）。发生于巴雷特食管的腺癌称为巴雷特食管腺癌，但有时也会加上巴雷特食管的分类，分为以 SSBE 为背景的腺癌（SSBE 腺癌）和以 LSBE 为背景的腺癌（LSBE 腺癌）。日本发现的巴雷特食管腺癌多为 SSBE 腺癌，LSBE 腺癌的发生率较低。因此，目前关于日本 LSBE 腺癌的临床病理学特征了解的并不多。

本文从笔者自有病例的研究结果及以前的报道中总结了巴雷特食管腺癌中主要是 LSBE 腺癌的病理学特征。

LSBE 腺癌的肉眼特征（图1）

在浅表型巴雷特食管腺癌中，0-Ⅰ、0-Ⅱa 等隆起型占一半以上，但也有 30% ~ 40% 为扁平凹陷型。0-Ⅰ型成分的存在提示存在深层黏膜下浸润的可能性。这些特征是 LSBE 腺癌和 SSBE 腺癌的共同特征，但是作为 LSBE 腺癌的肉眼特征，多为复合型，0-Ⅱb 型或主要病变部周围伴有 0-Ⅱb 型成分的概率比较高。在经过福尔马林固定后的手术切除标本中，通常很难判断 0-Ⅱb 型成分的存在和范围，可以通过全切对巴雷特黏膜进行全切组织病理学评估并在剖切图上绘制病变区域来确定病变范围。

LSBE 腺癌的组织病理学特征（图2）

在作者等以往的研究中，浅表型巴雷特食管腺癌包括 SSBE 腺癌和 LSBE 腺癌，以管状或乳头状管状结构为主的高分化和中分化腺癌占 69.4%，低分化成分（混合型）占 30.6%，无仅由低分化成分组成的病变。在浸润深度为 pT1a-SMM 和 LPM 中未发现含有低分化成分的病变，但在 pT1a-DMM 至 pT1b-SM 中发现了病变。也就是说，随着浸润有向低分化成分过渡的趋势。在 LSBE 腺癌中也观察到相同的趋势。LSBE 腺癌可能具有广泛的 0-Ⅱb 型成分，这些成分在组织病理学上通常由短管状结构的高分化腺癌组成，有时也会部分包含低分化成分。在 0-Ⅱb 型成分中，病变边缘部分的腺管密度较低，细胞异型也较轻，因此很难鉴别肿瘤和非肿瘤。在某些情况下，可以通过中倍 / 高倍观察确认病变边界（正面）来确定肿瘤，但在其他情况下，可以通过补充使用 p53 免疫染色来确认。从性状表现来看，LSBE 腺癌的肿瘤细胞包括由类似腺上皮细胞组成的胃型、具有杯状细胞黏液的肠型以及胃肠混合型等多种形态。

LSBE 腺癌的背景黏膜（图3）

根据日本巴雷特食管的组织病理学定义（杯状细胞非必要性），构成巴雷特食管的柱状上皮分为贲门腺型、胃底腺型和特殊柱状上皮（肠上皮化生）。在作者等的研究中，42.4% 的 SSBE 腺癌有杯状细胞，而 LSBE 腺癌的所有病例中都有杯状细胞，在巴雷特黏膜很长的情况下有杯状细胞的情况较多。

另外，在肠上皮化生中，腺体底部存在黏液腺（贲门腺），可观察到许多不伴有 Paneth 细胞和刷状边界的不完全型肠上皮化生。然而，当实际观察 LSBE 腺癌病例的背景黏膜时，可见含有杯状细胞的肠化生显著区域和由贲门腺型黏膜或胃型黏膜组成的区域可能不同程度地混合，根据活检采集部位的不同，可能无法发现杯状细胞。即使在不含杯状细胞的区域，黏膜也很薄，贲门腺、胃底腺即固有腺的数量很少，显示出与胃黏膜萎缩相类似的发现。在存在 0-Ⅱb 型癌成分的情况下，可能难以在视觉上识别病变边界，因为发现背景黏膜和 0-Ⅱb 型成分均在变薄的黏膜中彼此无落差地接触。

如前文所述，LSBE 腺癌中有时会出现难以鉴别的肿瘤和非肿瘤的异型腺管，在显微镜鉴别困难的部位，肉眼诊断自然也是困难的。

LSBE 腺癌的同时性多发和异时性多发（图4）

Wada 等对巴雷特黏膜进行完整搜索，发现显微镜下的微小癌均为 LSBE 腺癌，并指出 LSBE 腺癌的多发病变风险高。Altorki 等发现，LSBE 腺癌和 SSBE 腺癌多发病变的概率分别为 50% 和 13%（26 例中的 13 例 vs 23 例中的 3 例，$P = 0.006$）。据报道，在 LSBE 腺癌中发现了显著的多个病变。截止到 2019 年，笔者所在医院收治的 49 例 LSBE 腺癌中，多发病例为 5 例（10.2%），2 例为同时性 + 异时性（1 例 7 个病变，1 例 4 个病变），2 例为同时性（均为 2

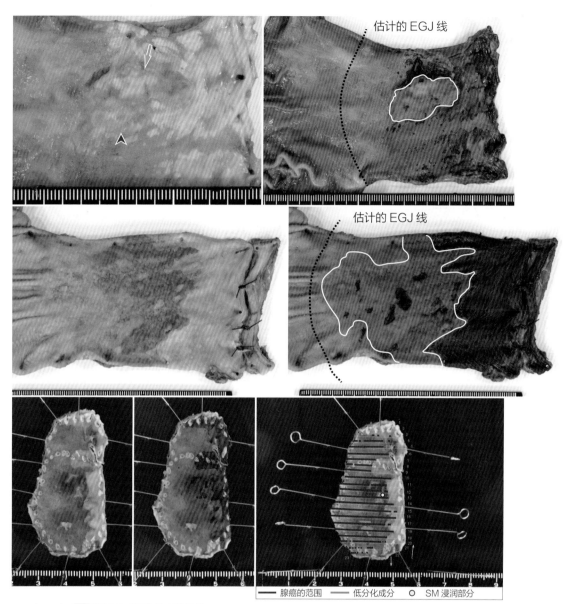

估计的EGJ线

估计的EGJ线

腺癌的范围　　　低分化成分　　○ SM 浸润部分

a	b
c	d
e	f	g

图1 LSBE腺癌的肉眼特征

a LSBE腺癌，外科手术标本肉眼图像。由一个高的广基性隆起成分（0-Ⅰ型成分，蓝色箭头）和一个扁平隆起成分（0-Ⅱa型成分，红色箭头）构成，相当于复合型。

b a图碘染色后的肉眼图像。病变区域用白色实线表示，估计的EGJ线用黑色虚线表示。

c 具有多种0-Ⅱb型成分的LSBE腺癌。不规则黏膜表面扩张，伴有轻度凹凸不平，肉眼可见病变边界不清。

d c图的碘染色后的肉眼图像。病变区域用白色实线表示，估计的EGJ线由黑色虚线表示。

e、f LSBE腺癌的内镜黏膜下剥离术（endoscopic submucosal dissection，ESD）标本的肉眼图像（e：碘染色前；f：碘染色后）。仅切除了LSBE内的病变部位及周围黏膜。肉眼很难识别病变。

g 根据组织病理学的评估进行剖切的图。病变已扩散至大部分标本中，肛侧切缘呈阳性。黄色圆圈为黏膜下层浸润部分，其他部分由黏膜内癌成分组成。病变大部分由高分化腺癌组成，但在绿线范围内发现低分化腺癌。

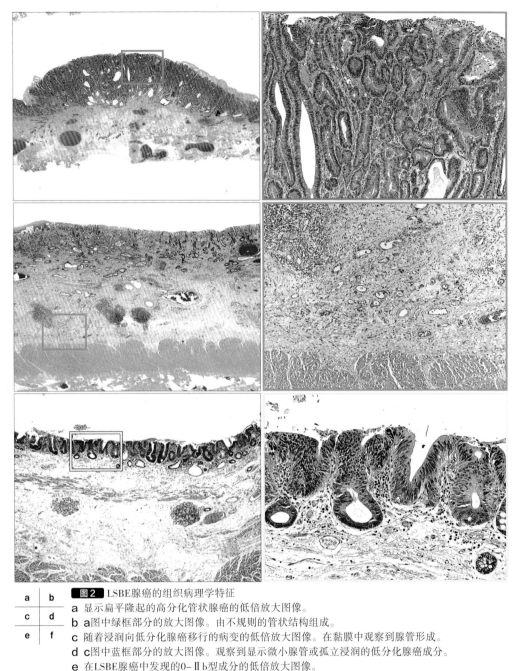

a	b
c	d
e	f

图2 LSBE腺癌的组织病理学特征

a 显示扁平隆起的高分化管状腺癌的低倍放大图像。

b a图中绿框部分的放大图像。由不规则的管状结构组成。

c 随着浸润向低分化腺癌移行的病变的低倍放大图像。在黏膜中观察到腺管形成。

d c图中蓝框部分的放大图像。观察到显示微小腺管或孤立浸润的低分化腺癌成分。

e 在LSBE腺癌中发现的0－Ⅱb型成分的低倍放大图像。

f e图中黄框部分的放大图像。观察到组织相对完整的管状结构的高分化腺癌。

个病变），1例为异时性（2个病变）。而在111例SSBE腺癌中，多发仅为1例（0.9%）（同时性），自有病例中LSBE的多发概率也明显较高（P＝0.011，Fisher精确概率检验）。

正如Wada所指出的那样，LSBE腺癌的多发病变中，在切除标本的背景黏膜上发现的显微镜下的微小癌，这意味着存在内镜下难以发现的多发病变（**图4**）。在上节所述难以区分肿瘤和非肿瘤的异型腺管中，包括经p53免疫染色证实为肿瘤性的腺管，LSBE的背景黏膜中

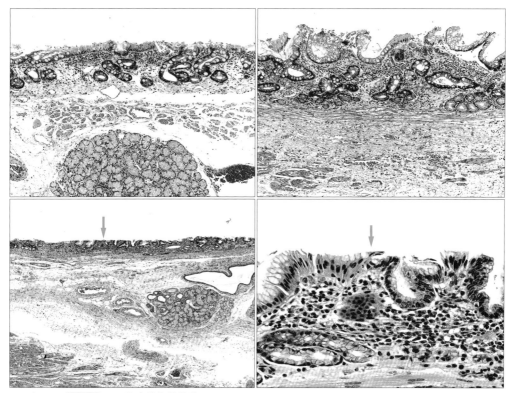

|a|b|
|c|d|

图3 LSBE腺癌的背景黏膜

a LSBE腺癌背景黏膜的低倍放大图像。由肠上皮化生组成的区域。

b LSBE腺癌背景黏膜的高倍放大图像。肠上皮化生和贲门腺型黏膜混合。

c LSBE腺癌的背景黏膜和病变之间的边界。蓝色箭头指示边界，但是黏膜的厚度没有差异，在低倍放大图像中很难找到边界。

d c图中蓝色箭头附近的高倍放大图像。病变边界由蓝色箭头指示。核异型性是鉴别肿瘤和非肿瘤的唯一方法。

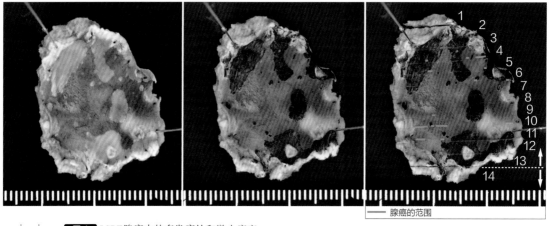

腺癌的范围

|a|b|c|

图4 LSBE腺癌中的多发癌灶和微小病变

a、b LSBE腺癌，ESD病例（a：碘染色前；b：碘染色后）。

c 病变区域用绿线表示。有许多不连续的小病灶。

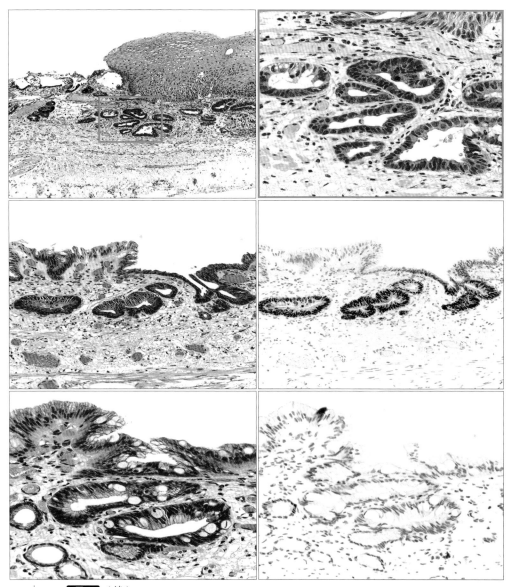

d	e
f	g
h	i

图4（续）

d 在第4部分中观察到腺癌的低倍放大图像。观察到扁平上皮下有进展的管状腺癌。

e d图中绿框部分的放大图像。由高度核异型的细胞组成。

f 切片5中所认定的病变。由类似于肠上皮化生的异型腺管组成。怀疑是高分化腺癌，但仅凭HE染色很难确定。

g f图的连续切片中p53免疫染色图像。结果与异型腺管一致并显示弥漫性强阳性，支持高分化管状腺癌的诊断。

h 切片8中发现，HE染色未怀疑肿瘤的肠上皮生生样腺管。

i h图的连续切片中的p53免疫染色图像。观察到p53完全阴性图像，判断患者具有肿瘤性特征，诊断为低异型度高分化管状腺癌。

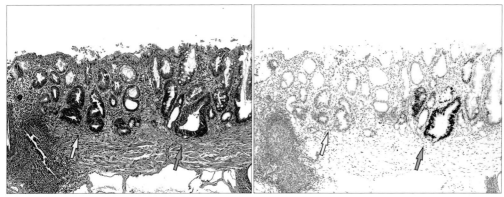

图5 LSBE腺癌背景黏膜中的显微病变。HE染色显示异型腺管集簇巢，怀疑癌变但难以确定（**a**，黄色箭头和蓝色箭头）。免疫染色p53显示完全阴性（**b**，黄色箭头）或弥漫性强阳性（**b**，蓝色箭头），两者都被判断为肿瘤性。在LSBE腺癌的背景黏膜上经常可以看到显微镜下的微小病变聚集

的多个位置存在难以通过肉眼评估和HE染色标本的组织病理学评估识别的初期病变。在笔者所在医院手术切除的LSBE腺癌病例中，包括背景黏膜在内的所有切片均进行了p53免疫染色，观察到p53蛋白弥漫性强阳性或完全阴性图像的显微病变（**图5**）。这些可以说是潜在的多发病变。在切除标本的背景黏膜中发现的，则将其视为同时多发性病变，但如果在内镜治疗后的随访期间这些初期病变变得明显，则将其视为异时性多发性病变。意识到LSBE中多发性病变的概率之高是很重要的。

结语

根据目前报道的文献和经治病例的检查结果，总结了LSBE腺癌的病理特征。与SSBE相比，LSBE肠上皮化生发生率更高，同时致癌风险也高，其特点是微小肿瘤病灶频繁出现。主要病变周围存在的广泛的0-Ⅱb型区域，也有可能是这些微小病变的增大、愈合而形成的。在组织病理学上难以鉴别肿瘤、非肿瘤的异型腺管中，也有可能含有分子水平异常的极早期肿瘤性变化。多位专家指出的内镜存在诊断和范围诊断的困难，被认为是由于这些特点造成的。

了解LSBE腺癌的病理特征对于病理学家在肉眼观察、切除和组织病理学评估的各个阶段都很重要，对于内镜医生和外科医生来说，对于提高LSBE腺癌诊断的准确性和选择治疗策略具有重要意义。虽然对日本病例的了解还很少，但期待未来通过病例的积累进一步体现病理特征。

参考文献

[1]日本食道学会（編）. 臨床・病理食道癌取扱い規約，第11版. 金原出版，2015.

[2]Spechler SJ, Sharma P, Souza RF, et al. American Gastroenterological Association medical position statement on the management of Barrett's esophagus. Gastroenterology 140: 1084-1091, 2011.

[3]Takubo K, Aida J, Naomoto Y, et al. Cardiac rather than intestinal-type BEACkground in endoscopic resection specimens of minute Barrett adenocarcinoma. Hum Pathol 40: 65-74, 2009.

[4]藤崎順子，大前雅実，清水智樹，他. 表在型Barrett食道癌の内視鏡診断—拾い上げ診断. 胃と腸 51: 1299-1310, 2016.

[5]河内洋，清水智樹，高松学，他. 表在型Barrett食道癌の病理学的特徴. 胃と腸 51: 1259-1268, 2016.

[6]相田順子，石崎達郎，石渡俊行，他. 表在型Barrett食道癌の転移・再発危険因子—第72回食道色素研究会多施設アンケート調査から. 胃と腸 51: 1269-1282, 2016.

[7]Yamasaki A, Shimizu T, Kawachi H, et al. Endoscopic features of esophageal adenocarcinoma derived from short-segment versus long-segment Barrett's esophagus. J Gastroenterol Hepatol 35: 211-217, 2020.

[8]西隆之，幕内博康，小澤壮治，他. Barrett腺癌の臨床病理学的検討—当科45例と本邦報告656例の検討. 消内視鏡 21: 1199-1206, 2009.

[9]Zemler B, May A, Ell C, et al. Early Barrett's carcinoma; the depth of infiltration of the tumour correlates with the degree of

differentiation, the incidence of lymphatic vessel and venous invasion. Virchows Arch 456: 609–614, 2010.

[10]Watanabe G, Ajioka Y, Takeuchi M, et al. Intestinal metaplasia in Barrett's oesophagus may be an epiphenomenon rather than a preneoplastic condition, and CDX-2 positive cardiac-type epithelium is associated with minute Barrett's tumour. Histopathology 66: 201–214, 2015.

[11]Paull A, Trier JS, Dalton MD, et al. The histologic spectrum of Barrett's esophagus. N Engl J Med 295: 476–480, 1976.

[12]Wada R, Yamaguchi T, Tanizaki T. Pathological and molecular-biological studies on sequence from reflux esophagitis to development of Barrett's adenocarcinoma. Dig Endosc 17: 64–68, 2005.

[13]Altorki NK. Lee PC, Liss Y, et al. Multifocal neoplasia and nodal metastases in T1 esophageal carcinoma: Implications for endoscopic treatment. Ann Surg 247: 434–439, 2008.

Summary

Characteristics of Pathological Findings in Long-segment Barrett's Esophagus-Derived Esophageal Adenocarcinoma

Hiroshi Kawachi[1–2], Kaoru Nakano,
Junko Fujisaki[3]

This review demonstrates the pathological characteristics of adenocarcinoma in the long-segment Barrett's esophagus (LSBE adenocarcinoma) . Macroscopically, LSBE adenocarcinoma typically shows superficially elevated morphology, such as 0–I or 0–IIa lesions, which are occasionally accompanied by a 0–IIb component. Histologically, well-to-moderately-differentiated adenocarcinomas are commonly detected, but poorly differentiated components may be seen in deeper, more invasive regions. The 0–IIb component of LSBE adenocarcinoma comprises well-differentiated tubular adenocarcinoma with low glandular density and low-grade cellular atypia. Intestinal metaplasia is frequently observed in the BEACkground mucosa of LSBE adenocarcinoma. Multiple synchronous and metachronous lesions, including microscopic minute cancer foci, are common in LSBE adenocarcinoma. p53 immunohistochemistry is useful for the histological detection of such minute lesions.

[1]Department of Pathology, Cancer Institute Hospital, Japanese Foundation for Cancer Research, Tokyo.

[2]Division of Pathology, Cancer Institute, Japanese Foundation for Cancer Research, Tokyo.

[3]Department of Gastroenterology, Cancer Institute Hospital, Japanese Foundation for Cancer Research, Tokyo.

巴雷特食管腺癌的监测
——以 SSBE 为主

冈原 聪[1]
高桥 宏明
三宅 高和
横山 崇
菅原 伸明
须贝 茂
小平 纯一
松本 岳士
小池 容史

摘要●由于*H. pylori*感染率的降低和GERD患病率的上升，巴雷特食管腺癌（BEAC）的发病率呈逐渐增加的趋势。在日本，SSBE的发病率较高，但与LSBE相比，SSBE的致癌率较低，仅凭它的存在，不能说它是BEAC的高危因素。本文探讨了笔者所在医院发现来源于SSBE的浅表型BEAC的时机，发现癌时GERD症状和反流性食管炎不一定存在，如果SSBE中存在反流性食管炎，就有延迟发现癌的危险。因此，在考虑随访时，与无炎症的SSBE相比，有炎症的SSBE最好缩短内镜检查的间隔。

关键词　巴雷特食管腺癌　SSBE　GERD　反流性食管炎　监测

[1] 惠佑会第 2 病院消化器内科　〒003-0027 札幌市白石区本通 13 丁目北 7-1
E-mail : okahara@keiyukai2.jp

前言

巴雷特食管腺癌（BEAC）是从巴雷特黏膜发展而来的，被认为是由胃酸和胆汁酸反流引起的炎症所致，日本人的幽门螺杆菌（*H. pylori*）感染率下降的同时，BEAC 的发病率呈上升趋势。但是，由于日本的 BEAC 约占日本所有食管癌的 5%，因此从事日常医疗的医生发现 BEAC 的机会比发现食管癌或胃癌的机会要小得多。胃癌中的"萎缩性胃炎"、食管鳞状细胞癌中的"斑驳食管"、BEAC 中的"长节段巴雷特食管（long segment Barrett's esophagus，LSBE）"被认为是致癌的高危背景黏膜，可经内镜检查发现，是需要仔细观察有无癌变的对象。然而，"短节段巴雷特食管（short segment Barrett's esophagus，SSBE）"的存在并不总是被认为是致癌的高危因素。

在欧美，以 LSBE 的存在为主，通常行随机活检进行致癌筛查。但在日本，SSBE 占绝大多数，首先发现 SSBE 内的异常情况，经过放大观察等详细检查后，再进行精准活检诊断。因此，在日本发现 BEAC 时，首先要注意病变的存在。

本文探讨了笔者所在医院发现来源于 SSBE 的 BEAC 病例的时机，以及发现 BEAC 病例之前的内镜观察过程，希望能作为随访期间的参考。

巴雷特黏膜的定义与观察

日本对 SSBE 的定义是"食管有巴雷特黏膜（从胃部向食管连续延伸的柱状上皮，不论有无肠上皮化生）"，并且"部分巴雷特黏膜小于 3cm 或非全周性的"，即巴雷特黏膜的整个周长如果不超过 3cm，都是 SSBE，但大部分

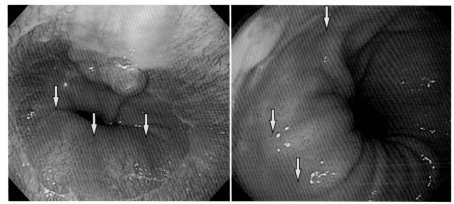

a | b **图1** 栅栏状血管的下端（**a**图中的黄色箭头）和胃壁皱襞的上缘（**b**图中的黄色箭头）

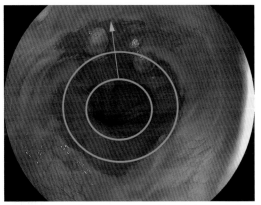

图2 Prague分类表示法。巴雷特黏膜中，红色箭头从EGJ到全周巴雷特黏膜口侧的距离（cm）为C，蓝色箭头从EGJ到巴雷特黏膜最口侧的距离（cm）是M。在这个图像的情况下，它被标记为C1M2。该图像是**表2**中所示多个病例的内镜检查结果

都小于1cm。在日常诊疗的内镜检查中，SSBE面积小的情况是可以接受的。

在测量巴雷特黏膜的长度时，需要识别食管胃结合部（esophagogastric junction，EGJ），在日本也有"在内镜下，将栅栏状血管的下端视为EGJ，如果不能确定栅栏状血管，则使用胃纵行皱襞的口侧末端"的记载（**图1**）。

"Prague 分类"常用于描述巴雷特黏膜。设 C 是从 EGJ 到全周巴雷特黏膜口侧的长度 x（cm），M 是从 EGJ 延伸到最口侧的部分的长度 y（cm），即使它不是全周性，记为 CxMy（**图2**）。

如果没有食管裂孔疝，EGJ 通常是收缩的，很难观察到整个区域。在内镜等检查中未使用镇静剂时，则让被检查者吸气可更容易进行观察。近年来，在镇静状态下进行内镜检查的情况越来越多，但在镇静状态下，特别是合并食管裂孔疝时，会不自觉地出现嗳气，胃内积聚的空气可能会泄漏导致难以观察。这时，可以通过将左侧卧位的受试者改变姿势为45°左右的半仰卧位，或充分收下颌，并让护理人员轻轻压迫颈部下部等方法，在一定程度上可防止漏气，有利于 EGJ 的展开。在镇静条件下，即使倒置观察 EGJ，患者也不会感到痛苦，因此很有用。但是，要注意 Mallory-Weiss 综合征的发生。需要通过 EGJ 观察快速确认有无食管裂孔疝和栅栏状血管，有无反流性食管炎，有无疑似癌变的发红、隆起 / 凹陷病变等。

来源于SSBE的浅表型BEAC的特征

表1 显示了在笔者所在医院 2009—2019 年经内镜切除并被诊断为来源于 SSBE 的浅表型 BEAC 的 33 例患者内镜和组织病理学发现背景总结。**表2** 总结了**表1**中的临床病理特征。所有的病例中都没有 BEAC 的病史。许多人在发现 BEAC 之前没有内镜检查史，但有 12 例

表1 来源于SSBE的浅表型BEAC的患者背景（*n*=33）	
性别	
女性	6
男性	27
年龄（中位数）	36~87（65）岁
发现BEAC前5年内的内镜检查史	
有	12
无	21
并发症和疾病	
GERD症状	
有	12
无	21
食管裂孔疝	
有	24
无	9
反流性食管炎	
有	12
无	21
萎缩性胃炎（*H. pylori*感染）	
有	7
无	26

表2 来源于SSBE的浅表型BEAC的临床病理特征（*n*=33）	
病变数	
单发	32
多发	1
发红	
有	28
无	5
壁存在	
0—3点钟方向	18
3—6点钟方向	5
6—9点钟方向	2
9—0点钟方向	8
肿瘤长径（平均）	4~39mm（17.5mm）
UL	
有	5
无	28
主要肉眼型	
0－I	6
0－IIa	11
0－IIb	3
0－IIc	13
分化度	
分化型	29
混合型	4
浸润深度	
~T1a–LPM	13
T1a–DMM	8
T1b–SM1	6
T1b–SM2	6
追加外科手术	
有	6
无	27

（36.4%）在发现前5年内接受了上消化道内镜检查（esophagogastroduodenoscopy，EGD）。BEAC发现时存在胃食管反流（gastroesophageal reflux disease，GERD）症状，并作为并存疾病，12例患者（36.4%）在肿瘤周围存在反流性食管炎。存在食管裂孔疝24例（72.7%），存在萎缩性胃炎7例（21.2%）。BEAC的内镜和组织病理学结果为单发（97.0%）、发红（84.8%）和分化型（87.9%）病变较多。在EGJ 0—3点钟方向壁存在率为54.5%，隆起病变（0-IIa型和0-I型）占51.5%，这通常被认为是BEAC的特征。病理浸润深度为T1b–SM2的有6例（18.2%），全部追加外科手术。

来源于SSBE的浅表型BEAC的发现契机

在对来源于SSBE的BEAC进行随访时，了解病变发现的经过是很重要的。由于来源于SSBE的BEAC存在数量很少，通常是在体检、附近诊所和综合医院检查其他疾病，通过内镜检查发现EGJ存在异常并转诊至专科医院进行治疗，而很少是因为内镜医师主动发现和治疗病变。实际上，笔者所在医院并没有体检科，所出示的33例病例都是在体检时接受二次检查

表3 既往没有内镜检查史的来源于SSBE的浅表型BEAC的发现契机（n=21）	
无症状，体检消化道造影检查发现EGJ	8
无症状，体检的上消化道内镜检查发现	2
针对GERD症状，进行了上消化道内镜检查并指出	5
非GERD症状，进行了上消化道内镜检查并指出	6

表4 5年内有内镜检查史的来源于SSBE的浅表型BEAC的属性（n=12）	
重度反流性食管炎（LA-C以上）的部分检查中出现BEAC	5
从反流性食管炎的小发红中发生BEAC	3
既往内镜检查诊断无异常	3
没有观察到BEAC发生的部位	1

或从其他医院转诊后治疗的病例。

表3总结了21例在观察到第一次浅表BEAC之前未接受内镜检查的患者的分类。在体检及诊疗检查中，没有GERD症状并被认定有BEAC的病例共计16例（76.2%）。

表4总结了12例在发现浅表型BEAC之前的5年内接受过一次内镜检查的患者的属性。在这些病例中，发现8例（66.7%）有反流性食管炎。

案例

严重反流性食管炎的部分发现提示发生BEAC的案例。

[案例1，图3] 患者是一名60多岁的男性。

以前就认定有GERD症状。在2012年的内镜检查中，以C1M3的巴雷特上皮为背景，在EGJ的2点钟方向上发现了0-Ⅰ型、tub1、pT1a-DMM、ly0和v0的浅表型BEAC病例。从2006年开始，患者接受了内镜检查作为企业体检，当时的内镜检查结果显示为洛杉矶分类C级（LA-C）的反流性食管炎（图3a～c）。此后，每年都接受定期检查，直到2012年，开始出现黏膜下肿瘤（submucosal tumor，SMT）样隆起（图3d），2013年出现明显隆起（图3e）。活检诊断为腺癌，进行内镜黏膜下剥离术（endoscopic submucosal dissection，ESD），浸润深度诊断为pT1a-DMM。

作为反流性食管炎经过观察的小型红肿发生了浅表型BEAC的病例。

[案例2，图4] 患者是一名70多岁的男性。

以前被认定有GERD症状。2016年的内镜检查中，在C0M1的Barrett上皮背景下，EGJ的3点钟方向发现了0-Ⅰ型、tub1 > tub2 > por2 > muc、pT1b-SM2、Ly1、V0的BEAC病例。从2007年开始，患者每年都接受内镜检查作为企业体检检查项目，在EGJ的3点钟方向有轻微的红肿（图4a），该患者被诊断为洛杉矶分类A级的反流性食管炎。但是，发红部分随着年龄的增长一点点增大（图4b、c），2015年变成了直径1cm左右的附着白苔的发红病变（图4d），活检确诊为腺癌。虽然实施了ESD，但由于浸润深度为pT1b-SM2，需要追加外科手术。

[案例3，图5] 患者是一名60多岁的男性。

之前的内镜检查没有发现异常。没有观察到GERD症状。在2018年的内镜检查中，以C1M2的巴雷特上皮为背景，在EGJ的2点钟方向发现了0-Ⅰ型、tub1、pT1a-DMM、ly0、v0的BEAC病例。2013年曾接受过一次内镜检查，当时该部位几乎未发现异常（图5a）。然而，在2018年，发现了一个明显发红隆起性病变并通过ESD治疗（图5b）。

来源于SSBE的浅表型BEAC的检查

据报道，巴雷特食管的致癌率，欧美的LSBE发生率为0.33%～0.56%，SSBE为0.19%。在日本来源于SSBE的BEAC占绝大多数，但

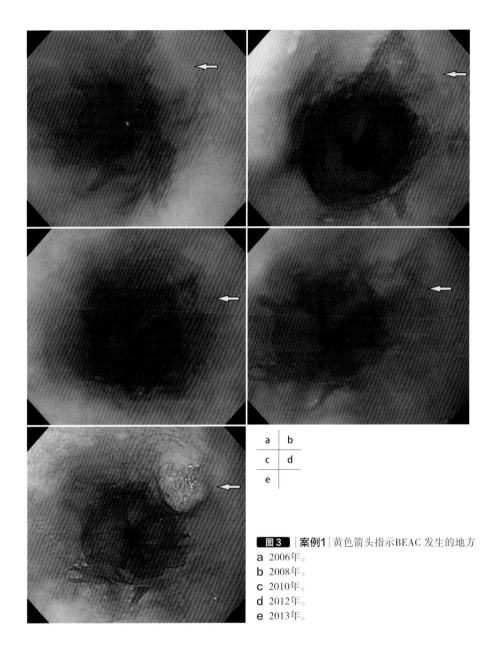

a	b
c	d
e	

图3 [**案例1**] 黄色箭头指示BEAC 发生的地方
a 2006年。
b 2008年。
c 2010年。
d 2012年。
e 2013年。

是仅以 SSBE 的存在作为致癌风险进行调查的效率很低。

《食管癌诊疗指南》的推荐度也很低。如果不接受某种检查，就不能及早发现 BEAC。在上述**表3**中所示的体检消化道造影检查中，发现来源于 SSBE 的浅表型 BEAC 的结果，8例中有6例为隆起型（0-Ⅰ和0-Ⅱa）。一般认为很难找到平坦型或凹陷型。此外，医学检查中的消化道造影检查和内镜检查往往是为了

早期发现胃癌，随着未来 *H. pylori* 感染率的降低，胃癌会减少，检查次数也会减少。如果发生这种情况，偶然发现的浅表 BEAC 的早期检出率可能会降低。

除了 SSBE 以外，还需要对具有致癌风险的因素进行全面检查。如**表1**所示，作为BEAC 发生的背景，很多情况下合并食管裂孔疝，在发现 BEAC 时仅观察到大约一半合并GERD 症状或癌周围存在反流性食管炎表现，

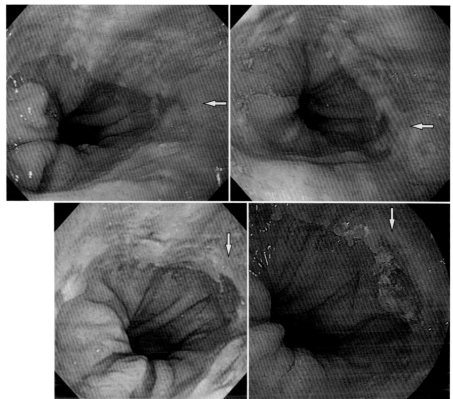

<table>
<tr><td>a</td><td>b</td></tr>
<tr><td>c</td><td>d</td></tr>
</table>

图4 ［案例2］黄色箭头指示BEAC发生的地方
a 2007年。
b 2009年。
c 2013年。
d 2015年。

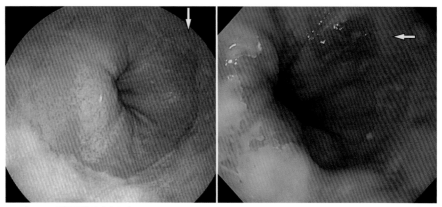

<table>
<tr><td>a</td><td>b</td></tr>
</table>

图5 ［案例3］黄色箭头指示BEAC发生的地方
a 2013年。
b 2018年。

因此胃酸和胆汁酸的反流被认为是 BEAC 的诱因。GERD 和反流性食管炎的程度不同，BEAC 的发生率也会有差异。然而，如果反流性食管炎弥漫地存在，则更有可能发现被炎症掩盖或需要与炎症相鉴别的病变，如本例所示。除了 LSBE 和 *H. pylori* 非感染外，Amano 等将老年人、男性、肥胖、吸烟、结直肠肿瘤等列为 BEAC 发生的危险因素，可考虑利用这些因素进行调查。

内镜检查时来源于 SSBE 的浅表型 BEAC 的典型表现是在 EGJ 的 0—3 点钟方向存在局部发红的隆起型病变，但在肉眼类型方面，有 16 例（48.5%）扁平或凹陷型，易与反流性食管炎引起的糜烂混淆，需谨慎。在 BEAC 发病前接受随访的 12 例患者中有 3 例经过观察诊断为反流性食管炎。在这些情况下，无法从反流性食管炎的黏膜中区分是否发生了 BEAC，但希望今后利用放大观察和图像增强观察等内镜医生的增加，能够更加容易地进行鉴别。精准活检作为最终的诊断是非常重要的，不过存在炎性变化强烈的黏膜上和再生异型很难鉴别的例子，同样活检病变被正常鳞状上皮覆盖的例子也需要注意。在反流性食管炎中，LA-C 以上的广泛炎症期间发生的 BEAC 往往要等到出现明显的隆起或凹陷病变才能确诊。因此，观察前有必要给患者足量口服胃酸分泌抑制剂，尽可能消除炎症。

结语

虽然日本还没有确定针对 SSBE 的监测方法，但是担心今后源自 SSBE 的致癌病例数将会增加，因此有必要尽快摸索出合适的监测方法。本研究发现，SSBE 伴有反流性食管炎时，病变有无法得到正确诊断的风险。因此，对于伴有炎症的 SSBE 病例，应考虑每年进行 1 次左右的内镜检查，或者在控制炎症的基础上进行复查。另一方面，无炎症的 SSBE 风险比 LSBE 低，但也有致癌的可能性，因此在收集日本 SSBE 来源的 BEAC 的发病率等详细数据并分析之前，需考虑每 3 ~ 5 年进行一次内镜检查，这类似于欧美对 LSBE 的监测。

致谢

NTT东日本札幌医院中心主任绵野敬子老师、札幌厚别通内科院长杉泽宪老师在影像及信息提供方面给予了我们很大的帮助，借此机会表示感谢。

参考文献

[1] Haggitt RC. Barrett's esophagus, dysplasia, and adenocarcinoma. Hum Pathol 25：982–993, 1994.

[2] 天野祐二，安积贵年，坪井優，他．本邦におけるBarrett食道癌の疫学—現況と展望．日消誌 112：219–231, 2015.

[3] 西隆之，島田英雄，田島隆行，他．表在型Barrett食道癌の疫学．胃と腸 51：1252–1258, 2016.

[4] Amano Y, Kinoshita Y. Barrett esophagus：perspectives on its diagnosis and management in Asian populations. Gastroenterol Hepatol 4：45–53, 2008.

[5] Sharma P, Hawes RH, Bansal A, et al. Standard endoscopy with random biopsies versus narrow band imaging targeted biopsies in Barrett's oesophagus：a prospective, international, randomized controlled trial. Gut 62：15–21, 2013.

[6] 日本食道学会（編）．臨床・病理食道癌取扱い規約，第5版．金原出版, 2015.

[7] Sharma P, Dent J, Armstrong D, et al. The development and validation of an endoscopic grading system for Barrett's esophagus：the Prague C & M criteria. Gastroenterology 131：1392–1399, 2006.

[8] 藤崎順平，大前雅実，清水智樹，他．表在型Barrett食道癌の内視鏡診断—拾い上げ診断．胃と腸 51：1299–1310, 2016.

[9] Sikkema M, de Jonge PJ, Steyerberg EW, et al. Risk of esophageal adenocarcinoma and mortality in patients with Barrett's esophagus：a systematic review and meta-analysis. Clin Gastroenterol Hepatol 8：235–244, 2010.

[10] Desai TK, Krishnan K, Samala N, et al. The incidence of oesophageal adenocarcinoma in non-dysplastic Barrett's oesophagus：a meta-analysis. Gut 61：970–976, 2012.

[11] 日本食道学会（編）．食道癌診療ガイドライン2017年版．金原出版, 2017.

Summary

The Surveillance of Superficial Barrett's Esophageal Adenocarcinoma in Short-segment Barrett's Esophagus

Satoshi Okahara[1], Hiroaki Takahashi, Takakazu Miyake, Takashi Yokoyama, Nobuaki Sugawara, Shigeru Sugai, Junichi Kodaira, Takeshi Matsumoto, Masashi Koike

The prevalence of BEAC（Barrett's esophageal adenocarcinoma）has gradually increased due to a decrease in the prevalence of H. pylori infection and an increase in the prevalence of GERD. Although SSBE is common in Japan, the carcinogenic rate from SSBE is lower than that of LSBE, and its presence alone cannot be said to be a high–risk factor for BEAC. In this paper, we examine the triggers for the discovery of SSBE–derived superficial BEAC at our hospital. As it turns out, neither the presence of GERD nor of reflux esophagitis is necessary at the time of the discovery of BEAC, and there is a risk of delaying the detection of cancer because of SSBE with either repeated or protracted reflux esophagitis. In terms of surveillance, it is desirable that SSBE with inflammation have shorter endoscopy intervals than SSBE without inflammation.

---

[1]Department of Gastroenterology, Keiyukai Daini Hospital, Sapporo, Japan.

巴雷特食管腺癌的监测

——以 LSBE 为主

小池 智幸[1]

齐藤 真弘

大原 祐树

伊丹 英昭

外田 修裕

竹内 章夫

大方 智树

李 秀载

中川 健一郎

金 笑奕

菅野 武

八田 和久

宇野 要

浅野 直喜

今谷 晃

正宗 淳

摘要●不仅在欧美，在日本也有巴雷特食管腺癌增多的报道，但也明确了对浅表型巴雷特食管腺癌的内镜治疗后的预后良好的事实。因此，如何早期发现巴雷特食管腺癌，即巴雷特食管腺癌的监测就显得尤为重要。在欧美，很多指南推荐每2~5年进行一次内镜检查的监测，但目前在日本尚未建立这种监测方法。然而，即使在日本，也有报道称LSBE的致癌率与欧美报道的相似，LSBE被认为是需要受监测的对象。未来有望在日本建立巴雷特食管腺癌的监测方法。

关键词　巴雷特食管腺癌　LSBE　监测　食管胃结合部（EGJ）

[1] 東北大学病院消化器内科　〒980-8574 仙台市青葉区星陵町 1-1
E-mail : tkoike@rd5.so-net.ne.jp

前言

巴雷特食管腺癌的增多在欧美国家均有报道，现已明确浅表型巴雷特食管腺癌经内镜治疗后预后良好，因此如何做到及早发现巴雷特食管腺癌，即巴雷特食管腺癌的监测很重要。

本文概述了巴雷特食管腺癌的生存情况，包括日本与欧美的差异，同时以长节段巴雷特食管（long segment Barrett's esophagus，LSBE）为中心介绍笔者所在科室所收治过的病例。

巴雷特食管的定义和诊断

巴雷特食管被定义为食管下部黏膜从胃部连续化生为柱状上皮的状态。为了通过内镜诊断食管下部黏膜化生为柱状上皮的状态，首先需要确定食管胃结合部（esophagogastric junction，EGJ）。根据日本食管学会（编）的《食管癌处理条例》，EGJ 的定义是，内镜检查食管下部栅栏状血管的下端，栅栏状血管不能判定时以胃的纵行皱襞口侧的末端确定 EGJ。

在欧美，主要以"胃黏膜皱襞的上缘"作为 EGJ 的定义。但是，如果将"胃黏膜皱襞的

表1 巴雷特食管的诊断标准

指南	长度标准	组织学标准
AGA	任何程度	肠上皮化生
ASGE	无	肠上皮化生
BSG	≥1cm	柱状上皮
Australia	任何程度	肠上皮化生
ACG	≥1cm	肠上皮化生
ESGE	≥1cm	肠上皮化生

AGA：美国胃肠病学会；ASGE：美国胃肠内镜学会；BSG：英国胃肠病学会；ACG：美国胃肠病学院；ESGE：欧洲胃肠内镜学会；Australia：澳大利亚。
［Clermont M, et al. Clinical guidelines update on the diagnosis and management of Barrett's esophagus. Dig Dis Sci 63：2122-2128, 2018经修改转载］

上缘"作为 EGJ 的定义的话，存在送气量大时不能识别黏膜皱襞上缘以及胃黏膜皱襞上缘的位置不固定等问题。与此相对，欧美提倡在少量适当送气的情况下进行观察。英国胃肠病学会（British Society of Gastroenterology，BSG）指南规定，观察应以最少的空气量进行，但实际上很难规定"胃黏膜皱襞上缘"在一定位置存在的送气量。尽管存在这些问题，但如果确定 EGJ，巴雷特食管（Barrett's esophagus）作为一种食管下部黏膜从胃部持续化生为柱状上皮的状态，很容易被诊断出来。需要注意的是，日本与欧美之间也是有区别的。

在美国主要着眼于致癌风险，因此巴雷特食管仅在具有杯状细胞的肠上皮化生（intestinal metaplasia，IM）的特殊柱状上皮（specialized columnar epithelium，SCE）被证明的情况下才被诊断（**表1**）。根据美国胃肠病学院（American College of Gastroenterology，ACG）的指南，除了食管中存在 1cm 以上的柱状上皮外，再加上活检发现 IM，就可以诊断为巴雷特食管。

另一方面，日本食管学会在鳞柱状上皮交界处（squamocolumnar junction，SCJ）下使用内镜观察到的具有栅栏状血管的柱状上皮黏膜被称为巴雷特黏膜，存在巴雷特黏膜的食管被称为巴雷特食管。此外，将全周性 3cm 以上的巴雷特黏膜定义为 LSBE，其他巴雷特黏膜定义

为短节段巴雷特食管（short segment Barrett's esophagus，SSBE）。在欧美，如果巴雷特食管的最大长度为 3cm，则定义为 LSBE。

巴雷特食管致癌率

如上所述，由于欧美和日本对巴雷特食管的定义不同，需要注意其解释，据报道，欧美巴雷特食管癌变的概率为每年 0.3% ~ 0.6%。另外，根据比较 SSBE 和 LSBE 的致癌率的 Meta 分析报告，LSBE 出现癌变包括高度不典型增生在内的概率为每年 0.76%，比 SSBE 高 0.24%。

在日本消化器官内镜学会进行的多中心前瞻性队列研究的中期报告中指出，在以最大长度 3cm 以上的巴雷特食管为对象的研究中，随访 1 年多的巴雷特食管腺癌的发病率为每年 1.2%。结果是，这种致癌率与欧美的 LSBE 致癌率相同或更高，考虑欧美和日本腺癌组织病理学诊断的差异可能对该因素有影响。但是，即使在日本，对于 LSBE 或接近 LSBE 的比较长的巴雷特食管，也必须充分考虑腺癌的发生，进行严格的观察。

浅表型巴雷特食管腺癌的内镜特征

对于巴雷特食管腺癌的诊断，首先要了解其内镜特点。在笔者所在科室，超过80%的浅表型巴雷特食管腺癌与 SSBE 有关。约90%病变的色调表现为发红，建议首先关注巴雷特黏膜的发红部位，以便通过正常的内镜观察发现病变，这一点很重要。

病变占据部位如**图1**所示。在外周方向，大部分病灶位于 0—3 点钟方向，即从前壁到右壁。此外，虽然病例数较少，但在 LSBE 病例中，除了 0—3 点钟方向外，6 点钟方向的病变也很多。而且 LSBE 的多发性病例较多。在 LSBE 的情况下，当发现一个病变时，要注意观察其他部位是否也有病变，特别是巴雷特黏膜。

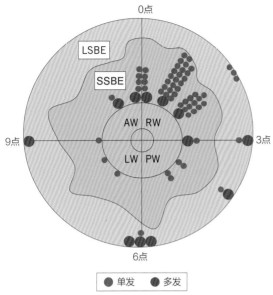

0点

LSBE

SSBE

AW RW

LW PW

9点   3点

6点

● 单发 ● 多发

图1 浅表型巴雷特食管腺癌占据部位
［引自 "小池智幸，他．食道肿瘤性病变的内视镜
诊断—Barrett食道癌的诊断．胃と腸 55：514-529，
2020"，经修改转载］

表2 巴雷特食管监测指南

指南	基于长度的标准	间隔
AGA	无	3～5 年
ASGE	无	3～5 年
BSG	肠上皮化生<3cm	3～5 年
	肠上皮化生>3cm	2～3 年
Australia	<3cm	3～5 年
	>3cm	2～3 年
ACG	无	3～5 年
ESGE	1～<3cm	5 年
	3～<10cm	3 年
	<10cm	专家中心管理

AGA：美国胃肠病学会；ASGE：美国胃肠内镜学会；
BSG：英国胃肠病学会；ACG：美国胃肠病学院；
ESGE：欧洲胃肠内镜学会；Australia：澳大利亚。
［引自 "Clermont M, et al. Clinical guidelines update on the
diagnosis and management of Barrett's esophagus. Dig Dis
Sci 63：2122-2128, 2018"，经修改转载］

监测方法

在食管腺癌多发的欧美，为了及早发现癌
症，建议对巴雷特食管患者每 2～5 年进行一
次内镜检查（**表2**）。但是，目前还没有前瞻
性随机对照试验显示监测可以提高巴雷特食管
患者的生命预后。如果将"栅栏状血管下端"
作为 EGJ，无论有无 IM，按照日本对巴雷特食
管的定义，包含 SSBE 在内的巴雷特食管发生
率较高，为 59.9%，因此，认为所有巴雷特食
管都有致癌风险是不合理的。也就是说，判断
什么样的巴雷特食管有致癌风险是一个重要的
问题。根据 BSG 指南的巴雷特食管诊断标准，
虽然不需要 IM 证明，但唯一应该进行监测的
巴雷特食管是 IM 阳性病例（**表2**）。

有报道称巴雷特食管的致癌风险与巴雷特
食管的长度密切相关，在日本 LSBE 的致癌风
险也很高，每年高达 1.2%，因此在日本 LSBE
也被认为是监测的对象。但日本 LSBE 的发生
率仅为 1% 以下，目前尚未得出对日本巴雷特

食管整体进行监测的必要性的结论。根据欧美
的一些指南规定，1cm 以下的超短节段巴雷特
食管（ultra-short segment Barrett's esophagus，
USSBE）不属于巴雷特食管的诊断或监测的对
象（**表2**）。在日本也是如此，按长度对巴雷
特食管进行分层，缩小监测目标，将是今后的
一个重要课题。

至于实际的监测方法，在欧美如 ACG 指南
推荐 4 个方向随机活检（"西雅图协议"），
间隔 2cm（如果先前诊断为不典型增生，则间
隔 1cm）。如果黏膜不规则，建议进行内镜切除。

在此基础上，无异型增生的巴雷特食管推
荐每 3～5 年进行一次内镜检查（**表2**），对
伴有异型增生的巴雷特食管推荐进行内镜治
疗。强烈建议由两名病理医生进行巴雷特食管
异型增生的组织病理学诊断，其中至少包括一
名专门从事并熟悉消化道病理学的病理医生。

为作为随机活检的有效替代方法，正在
研究染色内镜、放大内镜、窄带成像（narrow
band imaging，NBI）内镜等。有许多报道称

观察黏膜纹理对诊断巴雷特食管异型增生很重要。作为详细观察黏膜纹理的方法，可以使用醋酸法和 NBI 等图像增强内镜（image enhancement endoscopy，IEE）。前者是一种用醋酸可逆地凝固巴雷特黏膜以强调黏膜形态的方法，而 NBI 是一种使用窄带光谱观察黏膜图案和微毛细血管图像的细节，获得内镜图像的方法，两者都是放大内镜观察时的有效辅助手段。

在日本，巴雷特食管的监测方法尚未确立，但与欧美不同，"西雅图协议"等随机活检很少进行，一般只在怀疑有病变的部位进行精准活检。

BSG 指南等建议应根据巴雷特食管的长度改变监测间隔。在欧美，正在检查基于有无异型增生的风险评估，但目前还没有足够的证据。

在日本，常规对巴雷特食管进行监测，以便更早地发现腺癌，但是目前还没有证据表明在日本对巴雷特食管进行监测可以减少死亡率和成本效益，所以不能强烈推荐监测。日本胃肠病学会（编）的《2015 年胃食管反流病（GERD）临床实践指南》中提到："虽然有起源于巴雷特食管的腺癌的报道，但发生率极低，目前尚不清楚是否所有巴雷特食管病例都需要内镜随访。"在日本食管学会（编）的《2017 年食管癌治疗指南》中指出，"可推荐对巴雷特食管进行监测"。

关于合适的监测方法，几乎没有研究指出，是在日本进行的靶向活组织检查更有效还是欧美推荐的随机活组织检查结合起来使用的方法更有效，而且目前还没有足够的证据明确检查间隔周期。作为一项国际随机对照试验的结果，Sharma 等在白光成像（white light imaging，WLI）观察下与"西雅图协议"进行了比较，在 NBI 观察下的靶向活检中 IM 检出率相当，在 NBI 观察下，如果黏膜表面图案规则，则应避免在这些部位进行活检，通常不会检测到重度不典型增生或癌症。此外制定了 NBI 内镜诊断的国际标准，并已证明其有效性。也有关于精准活检联合醋酸法的有效性的报道，以及国际醋酸法的内镜诊断标准。在美国胃肠内镜学会（American Society for Gastrointestinal Endoscopy，ASGE）进行的一项 Meta 分析中，使用醋酸、NBI 和共聚焦内镜的精准活检被报告为一种可以替代随机活检的诊断方法。预计今后欧美也将更加重视来自发现异常的部位的精准活检，而不是随机活检。

在日本，日本食管学会报告了巴雷特食管癌放大内镜分类（JES-BE 分类）的诊断系统（图 2）。该分类结合了早期胃癌的诊断标准，重点关注表面微结构和微血管。作为实际操作，首先用 PIT 和 non-PIT 放大图像观察表面微结构，将其粗略分可见的和不可见的，并根据结构将其细分为规则的和不规则的两种亚分类。如果表面结构不清楚，它是不可见的。如果在低倍放大图像中在表面结构中确认有规则的微结构，就可以判定为非肿瘤，但在不规则且不可见的情况下，则需要进一步提高放大倍率来观察微血管结构。血管结构大致分为网状和非网状，并可细分为规则的和不规则的两种亚分类。该分类是一种简单易懂的分类，适用于日本的日常诊疗，今后通过广泛普及，日本的浅表型巴雷特食管腺癌的诊断能力将得到提高。

案例

报道一个在巴雷特食管监测中发现巴雷特食管腺癌的案例。

[案例 1，图 3] 在发现巴雷特食管腺癌 13 年前，内镜检查显示反流性食管炎和 LSBE，并开始进行随访（图 3a、b）。在发现前 9 年，观察到反流性食管炎恶化和 GERD 症状恶化，并开始了质子泵抑制剂（proton pump inhibitor，PPI）的维持治疗（图 3c、d）。在发现前 2 年，连续口服 PPI 期间的内镜检查显示反流性食管炎引起的黏膜损伤已经愈合，仍有 LSBE（图 3i、j）。在发现前 1 年，连续口服 PPI 期间的内镜检查显示反流性食管炎复发，但诊断 LSBE 没有变化（图 3k、l）。巴雷特

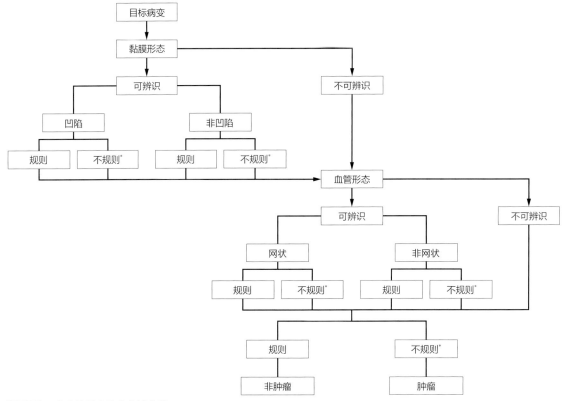

┌─────────┐
│ 目标病变 │
└─────────┘
     ↓
┌─────────┐
│ 黏膜形态 │
└─────────┘
  可辨识   不可辨识
  凹陷 非凹陷
  规则 不规则* 规则 不规则*
                          血管形态
                       可辨识   不可辨识
                    网状   非网状
                 规则 不规则* 规则 不规则*
                       规则   不规则*
                      非肿瘤   肿瘤

图2 日本食管学会放大内镜分类
*：不规则型，包括未分类型。
［引自 "Goda K, et al. Newly developed magnifying endoscopic classifiaction of the Japan Esophageal Society to identify superficial Barrett's esophagus–related neoplasms. Esophagus 15：153–159, 2018"，经修改转载］

食管腺癌在发现当年仍继续口服 PPI，但在 LSBE 的口侧端发现一个界线清楚且不规则的红色凹陷，患者被诊断为 0-Ⅱc 型（**图 3m、n**）。活检怀疑是腺癌，行内镜黏膜下剥离术（endoscopic submucosal dissection，ESD）（**图 3o**），组织病理学检查结果为，巴雷特食管腺癌，高分化型，pT1a-DMM，ly0，v0，pHM0，pVM0（**图 3p**）。

［**案例 2，图 4**］ 由就诊的医生诊断 LSBE（同时继续服用 PPI）（**图 4a**）。患者每 6 个月随访一次，但在 2 年 6 个月后进行内镜检查时，首先在醋酸染色图像上发现 LSBE 中的红色病变（**图 4b**）。通过蓝激光成像（blue light imaging，BLI）观察该病变为褐色区域（**图 4c**）。再次检查时，虽然 WLI 像也能识别为

发红病变，但被认为是 WLI 诊断困难的例子（**图 4d**）。在醋酸 – 靛胭脂联合（acetic acid–indigo carmine mixture，AIM）染色图像中可以清楚地勾勒出病变（**图 4e**）。活检怀疑是腺癌，进行 ESD，经组织病理学检查，诊断为巴雷特食管腺癌，高分化型，pT1a-DMM，ly0，v0，pHM0，pVM0（**图 4f**）。

在上述 ESD 后的随访期间，发现了一个更靠近肛侧的凹陷性病变（**图 4g**）。通过 NBI 联合放大观察到不规则表面微结构（**图 4h、i**），并且在 AIM 染色图像上检测到微红色病变（**图 4j**）。通过活检怀疑是腺癌，进行 ESD，组织病理学检查显示巴雷特食管腺癌，高分化型，pT1a-LPM，ly0，v0，pHM0，pVM0（**图 4k**）。

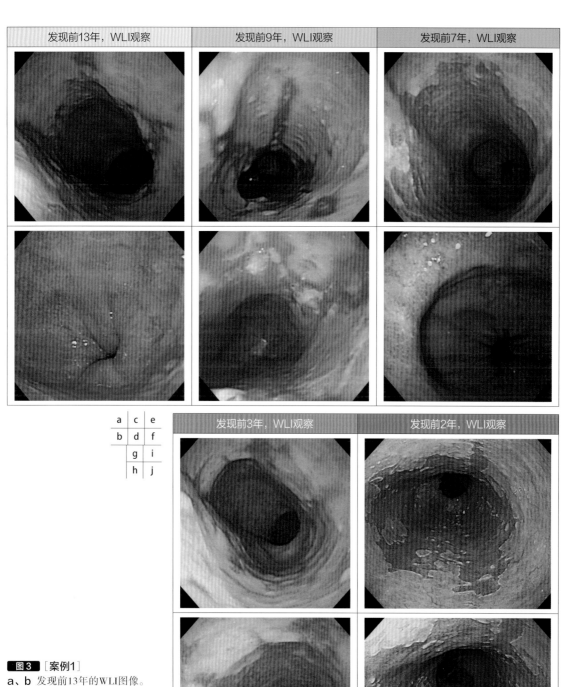

a	c	e
b	d	f
	g	i
	h	j

图3 ［案例1］

a、b 发现前13年的WLI图像。

c、d 发现前9年的WLI图像。

e、f 发现前7年的WLI图像。

g、h 发现前3年的WLI图像。

i、j 发现前2年的WLI图像。

［引自"小池智幸，他．食道腫瘍性病変の内視鏡診断—Barrett食道癌の診断．胃と腸 55：514–529，2020"，经修改转载］

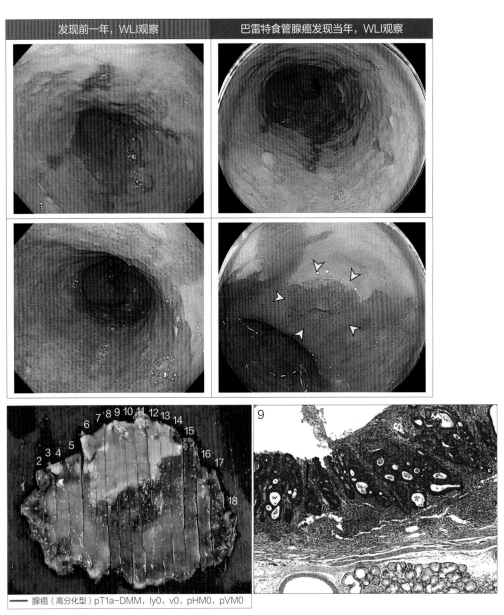

| 发现前一年，WLI观察 | 巴雷特食管腺癌发现当年，WLI观察 |

腺癌（高分化型）pT1a-DMM，ly0，v0，pHM0，pVM0

k	m
l	n
	o	p

图3（续）

k、l 发现前1年的WLI图像。

m、n 巴雷特食管腺癌发现当年的WLI观察图像。在LSBE（黄色箭头）的口端观察到具有清晰边界的不规则红色凹面。

o ESD切除标本。

p 组织病理学图像。

［引自"小池智幸，他．食道腫瘍性病変の内視鏡診断—Barrett食道癌の診断．胃と腸 55：514–529, 2020"，经修改转载］

本病变正好位于巴雷特食管内的弯曲部分，推测是治疗第1病变时观察不充分所致。这一病例再次提醒我们，要时刻意识到LSBE内多发病变的可能性很高，应该慎重观察整个巴雷特黏膜。

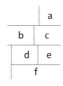

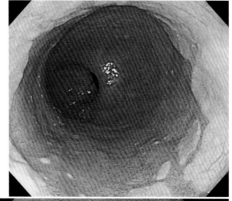

图4 ［案例2］

a 初诊时（服用PPI时）。

b 2年6个月后的醋酸染色图像。观察到红色病变（黄色箭头）。

c BLI图像。识别出褐色区域（黄色箭头）。

d 2年6个月后的WLI图像。它可以被识别为红色病变（黄色箭头）。

e AIM染色图像。清楚地指出病变（黄色箭头）。

f 组织病理学图像。

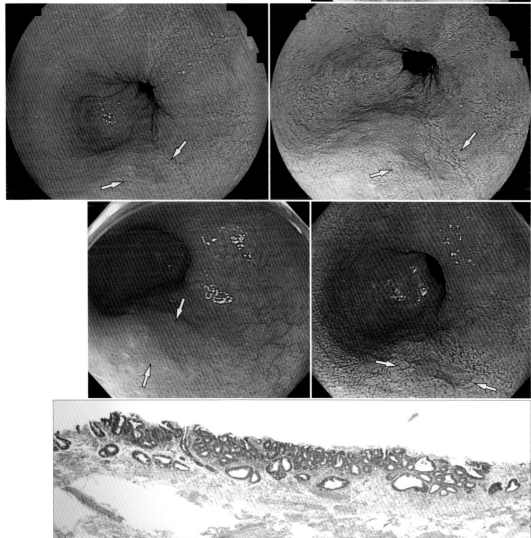

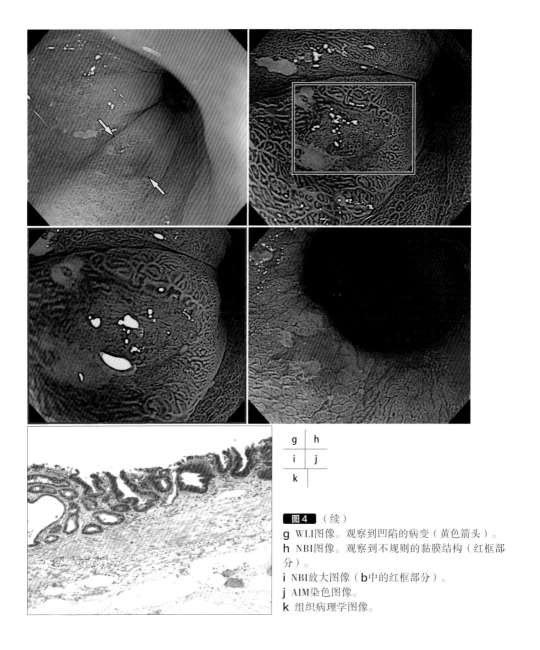

g	h
i	j
k	

图4（续）
g WLI图像。观察到凹陷的病变（黄色箭头）。
h NBI图像。观察到不规则的黏膜结构（红框部分）。
i NBI放大图像（b中的红框部分）。
j AIM染色图像。
k 组织病理学图像。

结语

在日本，也有报道称 LSBE 腺癌的发病率与欧美国家一样高，备受关注。对于因 LSBE 发生的腺癌的监测，充分地认识浅表型巴雷特食管腺癌的特征，仔细地观察整个巴雷特食管黏膜是很重要的。这时，可以酌情并用 NBI、BLI 和醋酸法等 IEE。今后，不仅是 LSBE，包括 SSBE 在内的巴雷特食管腺癌的监测法也有确立的希望。

参考文献
[1]天野祐二，安積貴年，坪井優，他. 本邦におけるBarrett食道癌の疫学—現況と展望. 日消誌 112: 219-231, 2015.
[2]Koike T, Nakagawa K, Iijima K, et al. Endoscopic resection（endoscopic submucosal dissection/endoscopic mucosal resection）for superficial Barrett's esophageal cancer. Dig Endosc 25: 20-28, 2013.

[3]小池智幸，阿部靖彦，飯島克則，他．Barrett食道癌の内視鏡診断—通常観察での拾い上げ診断のポイント．胃と腸 46: 1800-1814, 2011.

[4]日本食道学会（編）．臨床・病理 食道癌取扱い規約，第11版．金原出版，2015.

[5]小池智幸，菊池弘樹，阿部泰明，他．ここまで内視鏡でわかる食道胃接合部の構造と機能．消内視鏡 29: 1632-1642, 2017.

[6]Fitzgerald RC, di Pietro M, Ragunath K, et al. British Society of Gastroenterology guidelines on the diagnosis and management of Barrett's oesophagus. Gut 63: 7-42, 2014.

[7]小池智幸，中川健一郎，齊藤真弘，他．Barrett食道とBarrett食道癌—欧米との見解の相違．臨消内科 29: 643-650, 2014.

[8]Spechler SJ, Zeroogian JM, Antonioli DA, et al. Prevalence of metaplasia at the gastro-oesophageal junction. Lancet 344: 1533-1536, 1994.

[9]Clermont M, Falk GW. Clinical guidelines update on the diagnosis and management of Barrett's esophagus. Dig Dis Sci 63: 2122-2128, 2018.

[10]Shaheen NJ, Falk GW, Iyer PG, et al. ACG clinical guideline: diagnosis and management of Barrett's esophagus. Am J Gastroenterol 111: 30-50, 2016.

[11]Yousef F, Cardwell C, Cantwell MM, et al. The incidence of esophageal cancer and high-grade dysplasia in Barrett's esophagus: a systematic review and meta-analysis. Am J Epidemiol 168: 237-249, 2008.

[12]Sikkema M, de Jonge PJ, Steyerberg EW, et al. Risk of esophageal adenocarcinoma and mortality in patients with Barrett's esophagus: a systematic review and meta-analysis. Clin Gastroenterol Hepatol 8: 235-244, 2010.

[13]Desai TK, Krishnan K, Samala N, et al. The incidence of oesophageal adenocarcinoma in non-dysplastic Barrett's oesophagus: a meta-analysis. Gut 61: 970-976, 2012.

[14]Chandrasekar VT, Hamade N, Desai M, et al. Significantly lower annual rates of neoplastic progression in short-compared to long-segment non-dysplastic Barrett's esophagus: a systematic review and meta-analysis. Endoscopy 51: 665-672, 2019.

[15]Matsuhashi N, Sakai E, Ohata K, et al. Surveillance of patients with long-segment Barrett's esophagus: a multicenter prospective cohort study in Japan. J Gastroenterol Hepatol 32: 409-414, 2017.

[16]小池智幸，齊藤真弘，大原祐樹，他．食道腫瘍性病変の内視鏡診断—Barrett食道癌の診断．胃と腸 55: 514-529, 2020.

[17]Codipilly DC, Chandar AK, Singh S, et al. The effect of endoscopic surveillance in patients with Barrett's esophagus: a systematic review and meta-analysis. Gastroenterology 154: 2068-2086, 2018.

[18]日本消化器病学会（編）．胃食道逆流症（GERD）診療ガイドライン2015，改訂第2版．南江堂，pp 133-134，2015.

[19]天野祐二，木下芳一．内科から見たバレット上皮とバレット腺癌．日消誌 102: 160-169, 2005.

[20]小池智幸，大原秀一，阿部靖彦，他．GERDからのBarrett食道の発生．臨消内科 22: 777-784, 2007.

[21]Endo T, Awakawa T, Takahashi H, et al. Classification of Barrett's epithelium by magnifying endoscopy. Gastrointest Endosc 55: 641-647, 2002.

[22]Guelrud M, Herrera I, Essenfeld H, et al. Enhanced magnification endoscopy: a new technique to identify specialized intestinal metaplasia in Barrett's esophagus. Gastrointest Endosc 53: 559-565, 2001.

[23]Hamamoto Y, Endo T, Nosho K, et al. Usefulness of narrow-band imaging endoscopy for diagnosis of Barrett's esophagus. J Gastroenterol 39: 14-20, 2004.

[24]di Pietro M, Fitzgerald RC. Revised British Society of Gastroenterology recommendation on the diagnosis and management of Barrett's oesophagus with low-grade dysplasia. Gut 67: 392-393, 2018.

[25]日本食道学会（編）．食道癌診療ガイドライン2017年版．金原出版，2017.

[26]Sharma P, Hawes RH, Bansal A, et al. Standard endoscopy with random biopsies versus narrow band imaging targeted biopsies in Barrett's esophagus: a prospective, international, randomized controlled trial. Gut 62: 15-21, 2013.

[27]Sharma P, Bergman JJ, Goda K, et al. Development and validation of a classification system to identify high-grade dysplasia and esophageal adenocarcinoma in Barrett's esophagus using narrow-band imaging. Gastroenterology 150: 591-598, 2016.

[28]Tholoor S, Bhattacharyya R, Tsagkournis O, et al. Acetic acid chromoendoscopy in Barrett's esophagus surveillance is superior to the standardized random biopsy protocol: results from a large cohort study (with video). Gastrointest Endosc 80: 417-424, 2014.

[29]Kandiah K, Chedgy FJQ, Subramaniam S, et al. International development and validation of a classification system for the identification of Barrett's neoplasia using acetic acid chromoendoscopy: the Portsmouth acetic acid classification (PREDICT). Gut 67: 2085-2091, 2018.

[30]Thosani N, Abu Dayyeh BK, Sharma P, et al. ASGE Technology Committee systematic review and meta-analysis assessing the ASGE Preservation and Incorporation of Valuable Endoscopic Innovations thresholds for adopting real-time imaging-assisted endoscopic targeted biopsy during endoscopic surveillance of Barrett's esophagus. Gastrointest Endosc 83: 684-698, 2016.

[31]Goda K, Fujisaki J, Ishihara R, et al. Newly developed magnifying endoscopic classification of the Japan Esophageal Society to identify superficial Barrett's esophagus-related neoplasms. Esophagus 15: 153-159, 2018.

Summary

Surveillance of Long-segment Barrett's Esophagus

Tomoyuki Koike[1], Masahiro Saito,
Yuki Ohara, Hideaki Itami,
Shusuke Toda, Akio Takeuchi,
Tomoki Okata, Sujae Lee,
Kenichiro Nakagawa, Xiaoyi Jin,
Takeshi Kanno, Waku Hatta,
Kaname Uno, Naoki Asano,
Akira Imatani, Atsushi Masamune

The incidence of Barrett's esophageal adenocarcinoma has increased not only in the Western countries but also in Japan. The prognosis after endoscopic treatment for superficial Barrett's esophageal adenocarcinoma has been reported to be good. Therefore, the surveillance of Barrett's esophageal adenocarcinoma is important to detect cancer at an earlier and potentially curable stage. In the Western countries, some guidelines recommend endoscopic surveillance once every two to five years, but no surveillance strategy has been proposed in the official Japanese guideline. However, it has been reported in Japan that the novel adenocarcinoma's incidence rate in patients with LSBE (long–segment Barrett's esophagus) is similar to the values reported in the Western countries. Thus, surveillance for LSBE is needed in Japan. Hopefully, a surveillance strategy for Barrett's esophageal adenocarcinoma will be established in the near future in Japan.

[1]Department of Gastroenterology, Tohoku University Hospital, Sendai, Japan.

日本食管学会放大内镜分类对巴雷特食管腺癌的实用性

乡田 宪一 [1]
石原 立 [2]
藤崎 顺子 [3]
竹内 学 [4]
高桥 亚纪子 [5]
高木 靖宽 [6]
平泽 大 [7]
门马 久美子 [8]
天野 祐二 [9]
八木 一芳 [10]
古桥 广人 [11]
桥本 哲 [12]
金坂 卓 [2]
清水 智树 [3]
小野 阳一郎 [6]
山形 拓 [13]
藤原 纯子 [8]
安积 贵年 [14]
渡边 玄 [15]
大仓 康男 [16]
西川 正子 [17]
小山 恒男 [5]

[1] 獨協医科大学内科学（消化器）講座
　　〒321-0293 栃木県下都賀郡壬生町大字北小林880
[2] 大阪国際がんセンター消化管内科
[3] がん研究会有明病院消化器内科
[4] 長岡赤十字病院消化器内科
[5] 佐久医療センター内視鏡内科
[6] 福岡大学筑紫病院消化器内科
[7] 仙台厚生病院消化器内科
[8] がん・感染症センター東京都立駒込病院内視鏡科
[9] 新東京病院消化器内科
[10] 新潟大学地域医療教育センター魚沼基幹病院消化器内科
[11] 東京慈恵会医科大学内視鏡医学講座
[12] 新潟大学医歯学総合病院消化器内科
[13] 仙台市医療センター仙台オープン病院消化管・肝胆膵内科
[14] 国際医療福祉大学化学療法研究所附属病院内視鏡部
[15] 新潟県立がんセンター新潟病院病理診断科
[16] PCL Japan 病理細胞診センター
[17] 東京慈恵会医科大学臨床研究支援センター

摘要●针对巴雷特食管腺癌，日本食管学会制定的放大内镜分类（JES-BE分类）是为了方便日本消化道医生使用而创建的。不同于传统的放大内镜分类，它是与诊断流程图一起提出的。消化道内镜医生（5名专家和5名非专家）按照流程图对从日本10家机构收集的放大内镜图像进行了评价，并对JES-BE分类的诊断准确性和可重复性进行了探讨。结果显示出较高的灵敏度和特异性以及高诊断一致度，专家和非专家之间没有明显差异。这就表示JES-BE分类，无论经验值如何，都可获得较高的诊断准确性和可重复性。

关键词　巴雷特食管　食管腺癌　放大内镜　JES-BE 分类

前言

食管腺癌是在欧美等国迅速增长的恶性肿瘤之一。巴雷特食管（Barrett's esophagus，BE）被认为是癌变的起源，BE 发生的主要原因是胃食管反流病（gastroesophageal reflux disease，GERD）。在日本，包括反流性食管炎在内的 GERD 的患病率正在增加，BE/ 巴雷特食管腺癌（Barrett's esophageal adenocarcinoma，BEAC）有逐渐增加的趋势，其与鳞状细胞癌的比例已经从 2% 上升到 9.5%。人们担心这种趋势在未来会变得更加明显，因此希望建立一种可以早期准确检测 BEAC 的内镜诊断系统。

由于日本的大部分 BE 是短节段巴雷特食管（short segment Barrett's esophagus，SSBE），因此大部分食管腺癌位于食管胃结合部。根据近年来日本国内多中心研究，淋巴结转移风险极低、经内镜切除可根治的食管胃结合部腺癌（60.3% 为 BEAC）的绝对适应证标准为：浸润深度为黏膜固有层（lamina propria mucosa，LPM）。在作者等人的研究中，当 BEAC 呈隆起型（0-Ⅰ）时，约 2/3 为黏膜下层（submucosa，SM）浸润性癌，早期阶段发现通过内镜下切除可完全治愈。平坦型 BEAC 经过检查，70% 以上被认为是黏膜癌。

BEAC 通常难以通过内镜观察发现，而图像增强法（特别是窄带成像，NBI）与醋酸法和放大内镜的联合使用可作为一种有效的内镜诊断方法。使用它们的精准活检在欧美也受到高度评价，认为可以成为比随机活检法精度更高的诊断方法。特别是关于 NBI 的大量临床研究成果，虽然提出了几种放大内镜分类，但它们尚未普及。

因此，创建一种易于日本内镜医生（包括非专家在内）理解且简单适用于临床实践的放大内镜分类的需求日益增加，最终在 2018 年，日本食管学会（The Japan Esophageal Society，JES）提出了放大内镜 BE/BEAC 的分类（JES-BE 分类）。在本文中，我们将根据使用 JES-BE 分类的日本多中心研究结果讨论其诊断实用性。

JES-BE分类

1. JES-BE分类编制委员会

2012 年，JES 成立了基于放大内镜检查的巴雷特食管癌诊断标准研讨小组。该委员会由 13 名成员组成，其中包括以小山恒男委员长为首的 11 名消化道内镜医生（专家）和 2 名消化道专门病理医生。

2. 制定JES-BE分类和诊断流程图

从第 66 次日本食管学会学术集会上的第 1

次筹备委员会开始，共审阅了 9 次 BE 和 BEAC 放大内镜检查结果的研究论文，并对临床案例的内镜放大研究进行了讨论。详细阅读并讨论了 20 例 BE（非癌）案例和 25 例浅表型 BEAC 案例的放大内镜图像和组织病理学结果，并根据研究结果，在全体成员的同意下制定了 JES-BE 分类。另外，为了方便在临床实践中引入，还制作了一个诊断流程图（**图1**）。该诊断流程图符合临床实际中的放大观察技术，首先由低倍放大图像确定黏膜形态，然后由高倍放大图像观察血管形态，并结合黏膜形态和血管形态两者的发现来预测肿瘤（异型增生）/非肿瘤（非异型增生）的组织学图像。

3. JES-BE分类概要

表1 显示了分类的概要。评估通过放大内镜观察到的黏膜形态和血管形态。评估它们的可辨识性（可见/不可见）、规则性（规则/不规则）和组织预测（非肿瘤/肿瘤）（作为各模式亚分类的黏膜形态的 PIT/non-PIT，血管形态的网状/非网状被排除在本次讨论之外）。BE 的黏膜形态特征的"平面模式"（后述）被分类为规则/非肿瘤，当黏膜形态或血管形态被判断为"无法分类"时，则分类为不规则/肿瘤。

表2 显示了用于确定组织预测（肿瘤/非肿瘤）的最重要的"常规性"诊断标准。已经对其尽可能简洁和具体地标明了，以便即使是非专家也可以理解这种分类。

黏膜形态的"规则性"是根据形状、大小相似性、排列、密度以及白色区域来确定的。血管形态的"规则性"判断依据包括形状相似（扭曲/分支）、直径有无差异（在各血管内或多条血管之间进行比较）、位置和排列方向（在黏膜之间或沿着黏膜）。平坦型是指黏膜形态消失的完全平坦的表面形态由长而柔和的蜿蜒长分支血管（long branching vessel）和绿色粗血管（greenish thick vessel，GTV）组成，是一种特殊类型的"规则的"黏膜形态和血管形态。

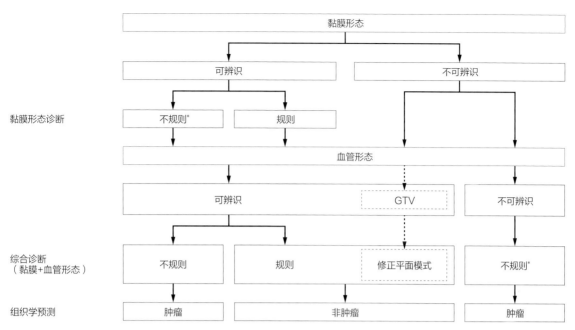

图1 JES-BE分类诊断流程图
*：包含无法分类；GTV：绿色粗血管。

表1 JES-BE分类概要

	辨识性	规律性[††]
黏膜形态	可辨识[*]	规则或不规则[‡]
	不可辨识[**]	—（无法评价）[‡‡]
血管形态	可辨识[†]	规则或不规则[‡]
	不可辨识	—（无法评价）[‡‡]

[*]：细分为PIT/non-PIT；[**]：包括**表2**中的修正平面模式；[†]：细分为网格/非网格；[††]：诊断标准见**表2**；[‡]：不规则中包含无法分类的；[‡‡]：如果黏膜形态和血管形态均不可辨识，则组织学预测为肿瘤。

在早期胃癌的放大内镜诊断中，黏膜形态的消失是"癌（肿瘤）"的诊断标准。因此，日本的内镜医生很难将平面模式诊断为"非肿瘤"。作为解决方案，提出了定义为"表面光滑、无粗糙度、边界不清楚、GTV"的"修正平面模式"（**图2**），据报道，这对于初学者来说，诊断准确率显著提高。

4. 诊断流程图（图1）

在实际临床上进行放大内镜观察时，首先用低倍放大图像观察黏膜形态，然后用高倍放大图像观察血管形态，并根据这一基本程序制作了诊断流程图。在后述的日本国内多中心研究中，以该诊断流程图为基准，评估放大内镜图像，预测组织病理学的结果，并对JES-BE分类的诊断准确性及其可重复性进行了分析。

如**图1**所示，首先应注意黏膜形态，如果表面微结构可辨识，则评价其规律性（规则/不规则）。如果不可辨识，则不进行黏膜形态的评价，而进行血管形态的评价。其次，应注意血管形态，如果肉眼可辨识血管结构，则评价其规律性（规则/不规则）。当黏膜形态不可辨识时，要判断上述平面模式中有无特征性血管形态。最后根据黏膜形态和血管形态的综合诊断，预测组织病理学的结果（非肿瘤/肿瘤）。如果黏膜形态—血管形态的规律性判断不同（例如，规则—不规则），综合诊断为"不规则"。如果黏膜形态和血管形态都"无法分类"，则视为"不规则"。这些被认为是肿瘤的高风险发现，因此应该进行活检从病理组织学上确认。

5. 内镜图像数据

从日本食管学会指定的上述制作委员会所

表2 JES-BE分类的诊断标准

	规则性诊断标准		组织病理学预测
	黏膜形态	血管形态	
规则	形状/尺寸：有相似性	形状：有相似性（柔和/规则地蜿蜒分支）	非肿瘤
	排列：规则	直径：缓慢变化	
	密度：（与周围相比）相等或稍低	局部/走行方向：黏膜图形内/图形间沿图形分支	
	白色区域：清晰、均一		
修正平面模式	完全平整光滑，边界不清（无粗糙）	绿色粗血管（greenish thick vessels）	
		茶色树枝状血管（long branching vessels）	
不规则*	形状/尺寸：无相似性	形状：没有相似性（细小/不规则地蜿蜒分支）	肿瘤（LGD/HGD/superficial EAC）
	排列：不规则	直径：扩张/差异（突然变化）	
	密度：（与周围相比）高	定位/走行方向：走行/分支与黏膜形态无关	
	白色区域：不清晰、不均一		

*：不规则中包含无法分类的；BE：Barrett's食管；LGD：低度异型增生；HGD：高度异型增生；superficial EAC：食管腺癌侵犯黏膜下层。

属的10个机构中收集了BE（非癌）和浅表型BEAC（癌）的内镜静止图像。负责图像采集的委员（图像采集委员）和参与筛选收集图像的研究主任（KG）不会被任命为图像评估员。

收集了2007—2015年从日本10家机构拍摄的277张（BE或浅表型BEAC患者）BE（非癌）和浅表型BEAC（癌）的NBI放大内镜图像。排除了非高清图像，有溃疡、肿块等明显不规则处，焦点不集中，附有血液或黏液的图像。最后，根据后述的样本量计算，本研究使用了来自139名BE患者的186张高质量的NBI放大内镜图像。186张内镜图像均与活检标本及切除标本一一对应，并已向参与病理医生确认。

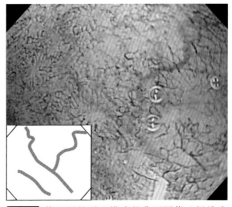

图2 修正后的平面模式的典型图像（绿线为GTV）

6. 内镜图像评价：读影者的选定和图像相册的制作

对浅表型BEAC的NBI放大内镜检查经验数20例以上定义为专家，不足20例者定义为非专家，从10家参与机构中选出5名专家和5名非专家。将186张NBI放大内镜图像通过随机数字表进行随机化，其中30张用于训练，156张用于测试。

7. 图像解读训练

10名读影者聚集在其中一个参与机构，根据JES-BE分类和诊断流程图对30张放大的内镜图像（15张非癌图像，15张浅表型BEAC图像）进行组织病理学检查，讨论了正确预测的诊断方法并实现了诊断者之间图像解释的标准化。

表3 放大内镜影像病例的临床病理表现

年龄平均值	66岁
性别（男性∶女性）	97∶19
巴雷特食管（短节段∶长节段）	88∶28
全周长，最大值（平均值）	1.0cm，2.3cm
食管裂孔疝	59（51%）
反流性食管炎	84（72%）
分级（M∶A∶B∶C∶D）	61∶7∶14∶2∶0
组织病理学发现（中心病理判断）	
非肿瘤（非异型增生，SIM，比例）	67（30，45%）
肿瘤（异型增生，LGD∶HGD∶浅表型腺癌）	89（18∶41∶30）
浅表型腺癌	
浸润深度（M∶SM）	29∶1
分化度（分化型∶未分化型）	27∶3

SIM：特殊化肠化生；LGD：低度异型增生；HGD：高度异型增生；M：黏膜层；SM：黏膜下层。

8. 图像测试（两次）

除去训练中使用的30张放大内镜图像，使用156张图像（包括67张非癌图像和89张浅表型BEAC图像），由10名读影者根据流程图进行评价。第一次是在读片训练之后立即进行，第二次是在6周之后进行的。第一次和第二次测试用的相册中NBI放大内镜图像以不同的随机数表进行随机化排序的。

9. 组织病理学诊断

最终的组织病理学诊断是由两位胃肠道专业病理学医生进行病理判断的结果。在研究主任的指导下收集了源自10个参与机构的186张NBI放大内镜图像一一对应的组织标本，用于病理学测定。最终的组织病理学诊断是由两位病理学医生根据Vienna分类的协议确定的。诊断结果分为非异型增生（非肿瘤）和异型增生（肿瘤）两大类，异型增生又细分为低度异型增生（low grade dysplasia，LGD）、高度异型增生（high grade dysplasia，HGD）和浅表型腺癌。腺癌以优势分为分化型和未分化型。

10. 主要评估项目

在第一次测试中，主要评估项目是以所有读片者（专家和非专家）对病理组织学上异型增生的病变诊断的敏感度和特异性。

11. 次要评估项目

以下4点作为次要评估项目。

（1）第一次测试中的灵敏度和特异性以外的诊断准确度（正确诊断率）。

（2）第一次测试中的观察者间一致率（κ值），第一次和第二次测试中的观察者内一致率（κ值）。

（3）在NBI放大内镜图像中，仅基于黏膜形态和黏膜形态＋血管形态的诊断准确性，其中黏膜形态可辨识。

（4）根据黏膜形态和血管形态的所有形态组合的诊断准确性。

12. 统计学分析

样本量是根据先前与本研究设计相同的研究计算得出的。先前研究的灵敏度和特异性分别为93%和96%。将5名非专家读者参加的本研究的灵敏度和特异性的预期值设定为85%（阈值80%）和90%（阈值85%），低于之前只有2名非专家的研究。类型1错误（单侧测试）设置为0.05，检测能力设置为0.95。根据该样本量（NBI放大内镜图像的数量）计算法，有156张图像（包括67张非癌图像和89张浅表型BEAC图像）用于本研究的测试。

诊断准确性是针对异型增生的组织病理学诊断算出的。κ统计量用于观察者之间和观察者内部的一致率。κ统计量的解释根据Landis等的报告，分为差（$\kappa < 0$）、轻微（$0 \leqslant \kappa \leqslant 0.20$）、一般（$0.21 \leqslant \kappa \leqslant 0.40$）、中等（$0.41 \leqslant \kappa \leqslant 0.60$）、高等（$0.61 \leqslant \kappa \leqslant 0.80$）以及几乎完美（$0.81 \leqslant \kappa < 1.0$），将高等以上级别认为是好的。0.05以上为统计学显著差异，统计软件采用SAS$^®$（版本9.4）。

结果

测试中使用的156张NBI放大内镜图像取自116例BE患者，表3显示了他们的临床病理结果摘要。88例（76%）患有SSBE，84例（72%）患有反流性食管炎（84例中的73%为

表4 肿瘤（异型增生）病变的诊断准确性和可重复性：综合诊断（黏膜+血管形态）

综合诊断：黏膜+血管形态（读片数，n）	灵敏度（%）	观察者间一致率（κ值）	特异性（%）	观察者内一致率（κ值）	正确诊断率（%）
专家（n=780）	87	0.75	98	0.83	91
非专家（n=780）	87	0.79	97	0.83	91
全体读影者（n=1,560）	87	0.77	97	0.83	91

表5 黏膜形态可辨识的图像中肿瘤（异型增生）病变的诊断准确性（全体读影者）

全体读影者（读片数，n=956）	灵敏度（%）	特异性（%）	正确诊断率（%）
仅黏膜形态	82	98	88
综合诊断：黏膜+血管形态	81	98	88

表6 结合黏膜形态和血管形态的正确诊断率（全体读影者）

黏膜形态	血管形态	读片数	正确诊断率（%）
规则	规则	446	90.6[*]
	不规则	50	78.0[**]
	不可辨识	118	89.8[*]
不规则	规则	24	50.0[**]
	不规则	296	97.0[**]
	不可辨识	22	95.5[**]
不可辨识	规则	80	77.5[*]
	不规则	518	95.4[**]
	不可辨识	6	66.7[**]

[*]：组织病理学"非肿瘤"的正确诊断率；[**]：组织学"肿瘤"的正确诊断率。

非糜烂性），59例（51%）患有食管裂孔疝。在组织病理学上，67张非肿瘤NBI放大内镜图像中有30张（45%）在组织学上与肠上皮化生有关。对89张组织病理学上为肿瘤的NBI放大内镜图像的最终组织病理学诊断结果为LGD 18张，高度异型增生41张，浅表癌30张。浅表癌除一例为黏膜内癌外，大部分（90%）为分化型腺癌。

所有10名读影者在综合诊断（黏膜+血管形态）中对异型增生病变的灵敏度和特异性分别为87%和97%（**表4**），高于计算样本量时使用的阈值（显示了样本量的合理性）。观察者间一致率为0.77（高等），观察者内一致率为0.83（几乎完美），诊断的可重复性也很好。在所有这些诊断准确性和可重复性方面，专家和非专家之间没有统计学上的显著性差异，基本相同。

判断为可辨识性黏膜形态的图像中异型增生病变的诊断准确性如下：仅通过黏膜形态评估时黏膜的灵敏度、特异性和正确诊断率分别为82%、98%、88%，黏膜形态和血管形态两方面进行评估的结果分别为81%、98%和88%，两者之间没有观察到统计学上的显著差异，基本相同（**表5**）。

表6显示了每种黏膜形态和血管形态组合的正确诊断率［一共10名读影者，根据每种组合诊断是非肿瘤（非异型增生）或肿瘤（异型增生）］。黏膜形态和血管形态均可辨识，对相同组合（规则—规则、不规则—不规则）的组织病理学诊断（非肿瘤/肿瘤）的正确诊断率分别为90.6%和97.0%。不可辨识的黏膜形态和不规则血管形态的组合最常见（读片数为518，33.2%），异型增生的正确诊断率为95.4%，排名第二。黏膜形态不可辨识时的正确诊断率（规则、不规则及不可辨识血管形态结合在一起）为86.4%。

结果分析

本文介绍了JES-BE分类。根据来自日本10家机构的10名读影者（5名专家和5名非专家）的图像评价进行了多中心研究，以了解诊断准确性。结果，在灵敏度、特异性和重复性

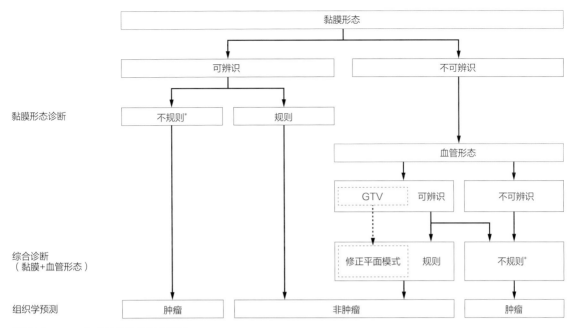

图3 JES-BE分类的简化诊断流程图
*：包含无法分类的；GTV：绿色粗血管。

等方面取得了极为良好的结果。在他们所有人中，在专家和非专家之间没有统计学上的显著性差异，它们基本相同。上述结果表明，无论内镜医生的经验如何，都可以理解和掌握JES-BE分类，并且能够实现高精度和高再现性的诊断。

迄今为止，在BE患病率较高的欧美提出了几种针对BE的放大内镜诊断分类，但尚未普及。原因之一是分类多，且复杂。因此近年来，国际上提出了统一的分类，但它除了规则/不规则的定义模糊外，还有日本内镜医师难以诊断的平面模式诊断标准：规则（非肿瘤）和不规则（肿瘤）。在早期胃癌的放大内镜诊断已经普及的日本，黏膜形式无法辨识的平面模式类似于日本VS分类的绝对微表面图案和白色区域的消失，很有可能被误诊为肿瘤（癌）。

因此，JES-BE分类为日本内镜医师所理解，并采用改良的平面模式，显示出较高的准确率。另外，还创建了一个详细说明所有诊断标准的分类表，以便使没有经验的内镜医师也能理解。到目前为止，虽然已经提出了几种放

大内镜分类，但本分类是第一个在临床实践中与诊断流程图和放大观察程序一起提出的。而且，这项研究的结果表明，如果根据诊断流程图使用这种分类，即使是非专家也可以高精度地诊断BE中的肿瘤（异型增生）病变，而不管内镜医师的经验值如何。

在黏膜形式可辨识的图像中，10名读影者的诊断准确度（灵敏度、特异性、正确诊断率）在只有黏膜形态和黏膜+血管形态（综合诊断）的模式下基本相同。这可能表明，在黏膜形式可辨识的情况下，血管图案诊断的附加效果较差。今后，希望通过进一步探讨，追求诊断过程的简化（**图3**）。

在这项研究中，在大约一半的评估中可以看到黏膜形式和血管形式，如果组合是规则—规则，则可高精度预测非肿瘤（90.6%），如果组合是不规则—不规则，则可以高可信度预测肿瘤（97.0%）。根据这些结果，认为该分类的"规则""不规则"诊断标准的设定是正确且妥当的。在这项研究中，当黏膜形式不可辨识且血管形式也是不规则时，肿瘤发生率极

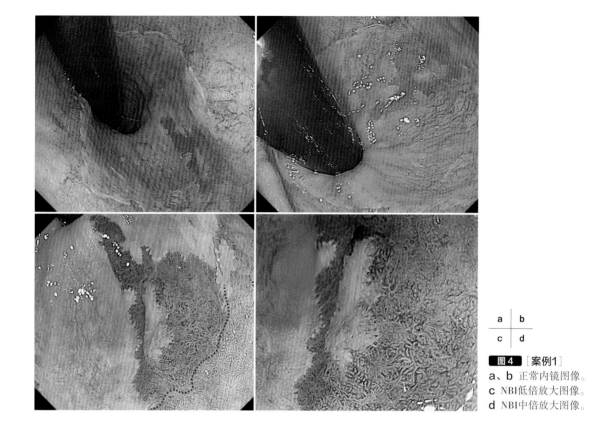

a	b
c	d

图4 ［案例1］
a、b 正常内镜图像。
c NBI低倍放大图像。
d NBI中倍放大图像。

高，可达 95.4%，而当黏膜形式不可辨识（血管形式规则、不规则、不可辨识的组合）时，正确诊断率为 86.4%，也非常好。据推测，平面模式的修正对上述结果做出了贡献。

案例

［案例 1］ 从胃部倒镜观察显示，在食管胃结合部发现最大长度为 1.5cm 的微红巴雷特黏膜（C0M1.5）。巴雷特黏膜边缘不规则，下食管栅栏状血管的透见性消失（图 4a、b）。NBI 低倍放大观察中，巴雷特黏膜与胃黏膜之间有界线（图 4c 中红色虚线），肛侧可见明显的白色区域圆形黏膜形式，并观察到规则排列的图像，血管形态也可见并沿黏膜形态存在（图 4c）。从边界（图 4c 中的红色虚线）进入病变，有不规则可辨认的黏膜形态区域，从圆形到狭缝样，呈小型化、大小不一致，与黏膜形态不可辨识的区域混合在一起构成不规

则。此外，在病变内肉眼观察到扩张并伴有不同直径的弯曲、蛇行的异常血管，血管形态也被诊断为不规则（图 4d）。

在组织病理学上，观察到局限在固有层内的分化良好的腺癌的图像，这与具有异常黏膜和血管形态的区域一致。

［案例 2］ 在食管下段中发现了一个环周长为 3cm、最大长度为 4.5cm 的 BE（C3M4.5），并伴有一个结节样隆起性病变，经先前的医学活检诊断为腺癌（图 5a～d）。在使用 NBI 的低倍至中倍放大观察中，可见隆起性病变的黏膜形态，绒毛状结构大小不一，密集分布，排列不规则，由此可判定为不规则（图 5e）。在绒毛状结构中，可以看到具有扩张、直径不同及形状不均匀的不规则血管形式（图 5e）。在正常内镜图像和靛胭脂染色图像中，在结节集簇状隆起的周围未发现明显病变（图 5a～d）。但在 NBI 放大观察中，可辨识出

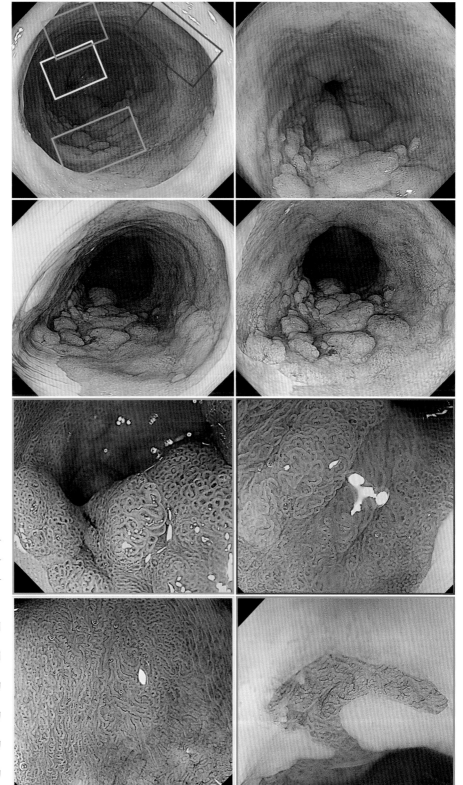

a	b
c	d
e	f
g	h

图5 ［案例2］

a、b 正常内镜图像。

c、d 靛胭脂染色图像。

e a图中蓝框部分的NBI低倍放大图像。

f a图中红框部分的NBI中倍放大图像。

g a图中黄框部分的NBI中倍放大图像。

h a图中绿框部分的NBI中倍放大图像。

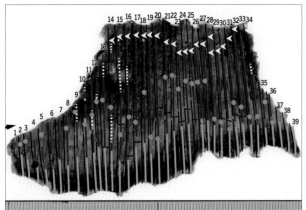

14 15 16 17 18 19 20 2122 24 25 26 27 28 29 30 31 32 33 34
13
12
11
10
9
8 7
6
5 4 3
1 2 3
23
35
36
37 38
39

◁ 鳞状／柱状上皮边界　● 食管腺体／导管／鳞状上皮岛　━━ 高分化腺癌，T1a（M）
▥▥ 侵蚀／浅表上皮缺损　━━ 化生（－）/萎缩（－）的胃底腺

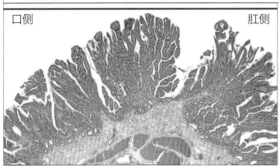

口侧　　　　　　　　　　　　　　　肛侧

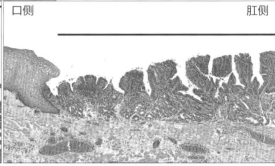

口侧　　　　　　　　　　　　　　　肛侧

| | **图5**（续）
| i | i 切除标本（映射）。
| j | k | j、k 组织病理学图像（HE染色）。

各种大小和形状的致密绒毛状结构的黏膜形态，判断为不规则，形状不均匀，可见分叉曲折的不规则血管形态（**图5f、g**）。部分区域黏膜形态不能辨认，可见直径不同、有不规则弯曲和曲折血管形式的区域，提示为肿瘤（**图5h**）。

根据结节状隆起周围平坦的黏膜进行多次活检，经胃肠道病理学家诊断，诊断结果为低异型性高分化型腺癌。当对BE的整个圆周进行内镜黏膜下剥离术（endoscopic submucosal dissection，ESD）时，观察到在整个BE中发育和进展的分化型浅表型腺癌（**图5i**），在结节样隆起中发现乳头状腺癌（**图5j**），在平坦部分发现分化良好的腺癌（**图5k**）。浸润深度达浅表黏膜肌层，水平、垂直切缘阴性，内镜可完全治愈性切除。切除后，局部注射和口服类固醇（从20mg逐渐减少，口服2个月），预防狭窄。尽管观察到术后轻度狭窄（内镜球囊扩张3次），但仍可以继续正常饮食。

结语

在本文中，根据日本多中心研究的结果，结合实际案例对JES-BE分类的诊断实用性进行了说明。作为检查的结果，显示了JES-BE分类中诊断标准的有效性、准确性和可重复性。诊断准确性和可重复性都不存在经验值差异，并且具有通用性。由于诊断流程图有简化的可能，因此今后有必要追求分类的简化，以进一步增强普及所必需的通用性。

参考文献
[1]Pohl H, Sirovich B, Welch HG. Esophageal adenocarcinoma incidence: are we reaching the peak? Cancer Epidemiol

Biomarkers Prev 19: 1468–1470, 2010.

[2]Hongo M, Nagasaki Y, Shoji T. Epidemiology of esophageal cancer: orient to occident. Effects of chronology, geography and ethnicity. J Gastroenterol Hepatol 24: 729–735, 2009.

[3]Ishihara R, Oyama T, Abe S, et al. Risk of metastasis in adenocarcinoma of the esophagus: a multicenter retrospective study in a Japanese population. J Gastroenterol 52: 800–808, 2017.

[4]Goda K, Singh R, Oda I, et al. Current status of endoscopic diagnosis and treatment of superficial Barrett's adenocarcinoma in Asia-Pacific region. Dig Endosc 25 (Suppl 2) : 146–150, 2013.

[5]ASGE Technology Committee, Thosani N, Abu Dayyeh BK, et al. ASGE Technology Committee systematic review and meta-analysis assessing the ASGE preservation and incorporation of valuable endoscopic innovations thresholds for adopting real-time imaging-assisted endoscopic targeted biopsy during endoscopic surveillance of Barrett's esophagus. Gastrointest Endosc 83: 684–698, 2016.

[6]Kara MA, Ennahachi M, Fockens P, et al. Detection and classification of the mucosal and vascular patterns (mucosal morphology) in Barrett's esophagus by using narrow band imaging. Gastrointest Endosc 64: 155–166, 2006.

[7]Sharma P, Bansal A, Mathur S, et al. The utility of a novel narrow band imaging endoscopy system in patients with Barrett's esophagus. Gastrointest Endosc 64: 167–175, 2006.

[8]Goda K, Tajiri H, Ikegami M, et al. Usefulness of magnifying endoscopy with narrow band imaging for the detection of specialized intestinal metaplasia in columnar-lined esophagus and Barrett's adenocarcinoma. Gastrointest Endosc 65: 36–46, 2007.

[9]Anagnostopoulos GK, Yao K, Kaye P, et al. Novel endoscopic observation in Barrett's oesophagus using high resolution magnification endoscopy and narrow band imaging. Aliment Pharmacol Ther 26: 501–507, 2007.

[10]Goda K, Fujisaki J, Ishihara R, et al. Newly developed magnifying endoscopic classification of the Japan Esophageal Society to identify superficial Barrett's esophagus-related neoplasms. Esophagus 15: 153–159, 2018.

[11]Yao K, Anagnostopoulos GK, Ragunath K. Magnifying endoscopy for diagnosing and delineating early gastric cancer. Endoscopy 41: 462–467, 2009.

[12]Yagi K, Nozawa Y, Endou S, et al. Diagnosis of early gastric cancer by magnifying endoscopy with NBI from viewpoint of histological imaging: mucosal patterning in terms of white zone visibility and its relationship to histology. Diagn Ther Endosc 2012: 954809, 2012.

[13]Kato M, Goda K, Shimizu Y, et al. Image assessment of Barrett's esophagus using the simplified narrow band imaging classification. J Gastroenterol 52: 466–475, 2017.

[14]Furuhashi H, Goda K, Shimizu Y, et al. Feasibility of a simplified narrow-band imaging classification system for Barrett's esophagus for novice endoscopists. J Gastroenterol 54: 587–596, 2019.

[15]Schlemper RJ, Riddell RH, Kato Y, et al. The Vienna classification of gastrointestinal epithelial neoplasia. Gut 47: 251–255, 2000.

[16]Landis JR, Koch GG. The measurement of observer agreement for categorical data. Biometrics 33: 159–174, 1977.

[17]Sharma P, Bergman JJ, Goda K, et al. Development and validation of a classification system to identify high-grade dysplasia and esophageal adenocarcinoma in Barrett's esophagus using narrow-band imaging. Gastroenterology 150: 591–598, 2016.

Summary

The Japan Esophageal Society Barrett's Esophagus Magnification Endoscopy (JES-BE) Classification System for the Diagnosis of Superficial Barrett's Esophagus-related Neoplasia

Kenichi Goda[1], Ryu Ishihara[2],
Junko Fujisaki[3], Manabu Takeuchi[4],
Akiko Takahashi[5], Yasuhiro Takaki[6],
Dai Hirasawa[7], Kumiko Momma[8],
Yuji Amano[9], Kazuyoshi Yagi[10],
Hiroto Furuhashi[11], Satoru Hashimoto[12],
Takashi Kanesaka[2], Tomoki Shimizu[3],
Yoichiro Ono[6], Taku Yamagata[13],
Junko Fujiwara[8], Takane Azumi[14],
Gen Watanabe[15], Yasuo Ohkura[16],
Masako Nishikawa[17], Tsuneo Oyama[5]

The Japan Esophageal Society-Barrett's esophagus working group (JES-BE) proposed a new magnification endoscopy classification system for the diagnosis of superficial Barrett's esophagus-related neoplasia. This nationwide multicenter study aimed to validate the diagnostic accuracy and reproducibility of the magnification endoscopy classification system, including the diagnostic flowchart. The results showed high diagnostic accuracy and reproducibility for both experts and non-experts. No significant difference in the diagnostic accuracy and reproducibility was found between experts and non-experts. The JES-BE classification system, including the diagnostic flowchart for predicting dysplastic BE, is acceptable and reliable, regardless of the clinician's experience level.

[1]Department of Gastroenterology, Dokkyo Medical University, Tochigi, Japan.

[2]Department of Gastrointestinal Oncology, Osaka International Cancer Institute, Osaka, Japan.

[3]Department of Gastroenterology, The Cancer Institute Hospital of Japanese Foundation for Cancer Research, Tokyo.

[4]Department of Gastroenterology, Nagaoka Red Cross Hospital, Nagaoka, Japan.

[5]Department of Endoscopy, Saku Central Hospital Advanced Care Center, Saku, Japan.

[6]Department of Gastroenterology, Fukuoka University Chikushi Hospital, Chikushino, Japan.

[7]Department of Gastroenterology, Sendai Kousei Hospital, Sendai, Japan.

[8]Department of Gastroenterology, Tokyo Metropolitan Cancer and Infectious Disease Center Komagome Hospital, Tokyo.

[9]Department of Gastroenterology, New Tokyo Hospital, Matsudo, Japan.

[10]Department of Gastroenterology and Hepatology, Uonuma Institute of Community Medicine, Niigata University Medical and Dental Hospital, Minamiuonuma, Japan.

[11]Department of Endoscopy, The Jikei University School of Medicine, Tokyo.

[12]Division of Gastroenterology and Hepatology, Niigata

University Medical and Dental Hospital, Niigata, Japan.

[13]Department of Gastroenterology, Sendai City Medical Center Sendai Open Hospital, Sendai, Japan.

[14]Department of Endoscopy, International University of Health and Welfare Chemotherapy Institute Hospital, Ichikawa, Japan.

[15]Department of Pathology, Niigata Cancer Center Hospital, Niigata, Japan.

[16]PCL Japan Pathology & Cytology Center, Koshigaya, Japan.

[17]Clinical Research Support Center, The Jikei University School of Medicine, Tokyo.

浅表型巴雷特食管腺癌内镜切除术后的远期预后

——以 SSBE 为中心

井上 贵裕 [1]

石原 立

樱井 裕久

谷 泰弘

中村 孝彦

庄司 绚香

松枝 克典

三宅 宗彰

胁 幸太郎

福田 弘武

七条 智圣

前川 聪

金坂 卓

山本 幸子

竹内 洋司

东野 晃治

上堂 文也

道田 知树

摘要●浅表型巴雷特食管腺癌内镜切除术后的转移风险和远期预后还有很多不清楚的地方，此次以笔者所在医院发生于短节段巴雷特食管的浅表型巴雷特食管腺癌57例为基础，探讨内镜切除术后的经过。如果浸润深度比pLPM浅，脉管浸润阴性，浸润深度为pDMM，单纯分化时脉管浸润为阴性，则无转移，远期预后良好。此外，即使是传统上被认为是附加治疗目标的pSM，"浸润深度SM 1～500μm""肿瘤直径小于30mm""脉管浸润阴性"和"DMM以深低分化癌成分"在满足所有"无成分"的情况下，获得无转移的良好预后，表明今后可以放大内镜根治性切除的定义。

关键词 ■ 巴雷特食管腺癌 内镜切除术 转移 远期预后

[1] 大阪国际がんセンター消化管内科
　　〒 541-8567 大阪市中央区大手前 3 丁目 1-69

前言

巴雷特食管是在慢性胃酸反流引起的食管炎症修复过程中，食管胃结合部（esophago-gastric junction，EGJ）区域的食管黏膜鳞状上皮被柱状上皮取代而产生，被认为是腺癌的起源。发生在巴雷特食管背景下的巴雷特食管腺癌（Barrett's esophageal adenocarcinoma，BEAC）在欧美地区正在迅速增加，随着幽门螺杆菌（*H. pylori*）感染率降低和饮食习惯西化，在日本也呈上升趋势。在日本，巴雷特食管以短节段巴雷特食管（short segment Barrett's esophagus，SSBE）的发生率高，不像欧美以长节段巴雷特食管（long segment Barrett's esophagus，LSBE）为主，BEAC 几乎都是在 SSBE 的背景下发生的的。

中心位于 EGJ 口侧和肛侧 5cm 以内的癌症称为食管胃结合部癌（EGJ 癌），Siewert 等将其分为 3 个类型：Ⅰ型是距口侧 EGJ 1 ~ 5cm；Ⅱ型是位于口侧 1cm 和肛侧 2cm 之间；Ⅲ型是位于肛侧 2 ~ 5cm。大多数由 SSBE 产生的 BEAC（SSBE-BEAC）被归类为 Siewert 分类Ⅱ型，Ⅱ型还包括贲门腺癌（gastric cardia adenocarcinoma，GCA）。近年来，EGJ 癌的内镜切除术得到广泛应用，EGJ 区域被认为具有独立于食管和胃的功能和解剖学意义，关于各种癌的转移风险仍有许多不清楚的地方。因此，发生在 EGJ 区域的 SSBE-BEAC 和 GCA 应该作为同一类型的癌来处理，还是作为具有不同临床病理特征的单独癌来处理，仍然存在争议。目前，GCA 习惯性地按照《胃癌处理条例》进行治疗，而根治性切除判断依据《胃癌治疗指南》进行。SSBE-BEAC 虽然按照《食管癌处理条例》进行治疗，但对于浅表癌转移的风险仍有很多不明确的地方，对于内镜切除术的适应证和治愈标准，尚未达成一定的共识。在本文中，以 GCA 作为对照组，对在笔者所在医院施行内镜切除术的 SSBE-BEAC 的转移风险和远期预后进行了比较研究。

在一项回顾性研究（EAST 组研究）中，458 例浅表型食管腺癌患者在日本 13 家机构接受了内镜切除或手术，研究了迄今为止作为研究课题的食管腺癌的转移风险，包括浸润深度 DMM 癌和 SM 癌。结果显示"pSMM/LPM 中存在脉管浸润阴性的病例（$n=98$）""pDMM 中脉管浸润且无未分化成分的病例（$n=88$）"以及"pSM 中无脉管浸润和未分化成分，肿瘤直径 30mm 或更小且 SM 浸润距离小于 $500\mu m$ 的病例（$n=32$）"，手术标本中未见淋巴结转移或随访期间无转移复发，建议符合这些标准的患者在内镜切除后无须追加治疗随诊观察即可。此次关于 SSBE-BEAC，探讨以此结论为基础建立的内镜切除适应证的有效性。

目标和方法

1. 目标

受试者为 2006 年 1 月至 2019 年 12 月在笔者所在医院接受内镜切除术的 SSBE-BEAC 和 GCA。这两种癌都是组织病理学诊断出的具有黏膜上皮内至黏膜下层浸润的腺癌，前提条件是没有进行化疗或放射治疗。排除了被诊断为家族性腺瘤性息肉病的案例。

要检查的项目有：患者背景［年龄、性别、BMI（体重指数）］，内镜检查结果［肿瘤直径、肉眼类型、颜色、胃食管反流病（gastroesophageal reflux disease，GERD）、食管裂孔疝、萎缩性胃炎］，治疗结果（浸润深度、组织学类型、病理性溃疡瘢痕、脉管浸润、水平或垂直切缘、内镜愈合判断、是否有追加手术、手术标本中淋巴结转移），远期预后（转移复发、局部复发、异时性多发癌）。

2. SSBE-BEAC 和 GCA 的定义

根据《食管癌处理条例》对巴雷特食管的处理，巴雷特黏膜是一种柱状上皮，从胃部一直延伸到食管，与有无肠上皮化生无关。EGJ 是内镜检查食管下部的栅栏状血管的下端，如果难以看到栅栏状血管，则以胃体大弯纵襞的口侧末端为标准，巴雷特食管被定义为鳞柱状上皮交界处（squamocolumnar junction，SCJ），其中复层鳞状上皮和柱状上皮在 EGJ 的口侧相互接触。将肿瘤中心位于巴雷特黏膜内的腺癌定义为 BEAC。将全周性 3cm 以上巴雷特黏膜定义为 LSBE，将部分巴雷特黏膜小于 3cm 或非全周性定义为 SSBE，将 SSBE 发生的 BEAC 定义为 SSBE-BEAC。GCA 是属于 Siewert 分类Ⅱ型的胃贲门癌，即病变中心位于 EGJ 肛侧 2cm 以内的腺癌。

3. 内镜切除标本的处理

对于 BEAC，根据《食管癌处理条例》，如果黏膜肌层具有双层结构，癌细胞仅侵犯柱状上皮或浅层黏膜肌层上的 SMM（superficial muscularis mucosae），将超过 SMM 但未达到深层黏膜肌层的称为 LPM（lamina propria mucosae），浸润深层黏膜肌层的称为 DMM（deep muscularis mucosae）。如果没有发现黏膜肌层的双层结构，则将癌浸润黏膜肌层的病变定义为 DMM，未达到黏膜肌层的病变视定义 LPM。到达黏膜下层的癌被命名为 SM（submucosa）癌。GCA 将残留在黏膜上的癌称为 M（mucosa）癌，浸润到达黏膜下层的称为 SM 癌。

BEAC 和 GCA 的 SM 癌中均测量了从黏膜肌层下端到黏膜下层浸润部下端的距离，分为 SM 200μm 以下、SM 201～500μm、SM 501μm 以上。

4. 内镜治愈判断和局部复发、异时性多发、转移的定义

R0 切除定义为肿瘤一次全部切除且肿瘤成分在水平和垂直切缘组织病理学上均为阴性的情况。非 R0 切除的情况下，全部作为非治愈切除处理。

GCA 在《胃癌治疗指南》中将内镜可治愈性 A 和 B（eCura A 和 B）定义为治愈性切除和其他非治愈性切除。eCura A 具有：①分化型占优势，pT1a，pUL0，HM0，VM0，脉管浸润阴性（无论肿瘤直径大小）；②分化型占优势，肿瘤直径 3cm 以下，pT1a，pUL1，HM0，VM0，脉管浸润阴性。eCura B 具有：①未分化型占优势，肿瘤直径 2cm 以下，pT1a，pUL0，HM0，VM0，脉管浸润阴性；②分化型占优势，肿瘤直径 3cm 以下，pT1b（SM 小于 500μm），SM 浸润部分无未分化成分，HM0，VM0，脉管浸润阴性。

对于 SSBE-BEAC，浸润深度比 pLPM 浅且脉管浸润阴性的癌，在《食管癌治疗指南》和《食管癌 ESD/EMR 指南》中提及可采用内镜切除，因为转移复发的风险较低，"低级别推荐不追加外科手术"，单纯分化型、浸润深度 pDMM 和脉管浸润阴性的情况被视为治愈性切除，所有其他情况视为非治愈性切除。

如果内镜切除术后 6 个月上消化道内镜（esophagogastroduodenoscopy，EGD）发现了新的病变，若该病变与治疗后瘢痕关系密切，则定义为"局部复发"，若与瘢痕无相关性，则定义为"异时性多发癌"。"手术标本中的淋巴结转移"是指内镜切除后追加手术标本中

组织学证实的淋巴结转移，内镜切除术后随诊观察期间或追加手术后继续观察期间，当确认淋巴结及远处器官有转移时，定义为"转移复发"，两者统称为"转移"。

5. EAST小组研究中的风险结果

根据 EAST 组研究结果，将 SSBE-BEAC 病例分为转移低风险组和转移高风险组，并比较研究各组的转移率。低风险组的标准是"pSMM/LPM 脉管浸润阴性的癌""pDMM 无脉管浸润和未分化成分的癌"及"无脉管浸润和未分化成分的 pSM 的癌，肿瘤直径 30mm 以下且 SM 浸润距离小于 500μm"，除此之外都被视为高风险组。

6. 统计分析

连续变量采用 Mann-Whitney U 检验，分类变量采用 χ^2 检验或 Fisher 精确检验进行分析，将 $P < 0.05$ 定为显著水平。

结果

1. 患者背景和内镜检查结果

在受检期间施行内镜下切除术的 SSBE-BEAC 组有 57 例 57 处病变，GCA 组有 125 例 125 处病变，两者没有难以鉴别的病变。对 SSBE-BEAC 组和 GCA 组的患者背景和内镜检查结果进行了比较研究（表 1）。男女比例在统计学上没有显著性差异，所有病例均以男性为主。采用内镜切除时，SSBE-BEAC 组的年龄低且有统计学差异。GERD 多见于 SSBE-BEAC 组，而萎缩性胃炎多见于 GCA 组。肉眼类型的两组以凹陷型（0-Ⅱc）和隆起型（0-Ⅰ、0-Ⅱa）居多，将病变的颜色分为红白色时，SSBE-BEAC 组中可见许多红色病变。

2. 内镜切除检查结果

对两组的内镜切除结果进行了比较研究（表 2）。除了 SSBE-BEAC 组中 1 例接受内镜黏膜切除术（endoscopic mucosal resection，EMR）外，其他均为内镜黏膜下剥离术（endoscopic submucosal dissection，ESD）治疗。两组的一次性切除率均为 100%，SSBE-BEAC 组和 GCA

表1 患者背景和内镜检查结果

	SSBE-BEAC（n=57）	GCA（n=125）	P值
患者			
年龄平均数（四分位距）	67岁（57～75岁）	73岁（66～79岁）	<0.01
性别（男性）	50（87.7%）	104（83.2%）	0.51
BMI中位数（四分位距）	23.3kg/m² （20.7～24.6 kg/m²）	22.6kg/m²（20.5～24.3kg/m²）	0.24
食管/胃			
有GERD	14（24.6%）	1（0.8%）	<0.01
有萎缩性胃炎	23（40.4%）	118（94.4%）	<0.01
有食管裂孔疝	35（61.4%）	75（60.0%）	0.87
病变			
肿瘤直径平均数（四分位距）	16mm（11～25mm）	15mm（10～23mm）	0.44
肉眼类型			<0.01
0-Ⅰ	6（10.5%）	15（12.0%）	
0-Ⅱa	12（21.1%）	42（33.6%）	
0-Ⅱb	6（10.5%）	0	
0-Ⅱc	33（57.9%）	68（54.4%）	
颜色（发红）	55（96.5%）	102（81.6%）	<0.01

表2 内镜切除检查结果

	SSBE-BEAC（n=57）	GCA（n=125）	P值
ER法（ESD）	56（98.2%）	124（99.2%）	0.53
一次性切除	57（100%）	125（100%）	1
R0切除	54（94.7%）	115（92.0%）	0.76
组织型（分化型）	57（100%）	124（99.2%）	1
浸润深度			
M～LPM	31（54.4%）	89（71.2%）	
DMM	13（22.8%）		
SM～200μm	1（1.8%）	5（4.0%）	
SM 201～500μm	6（10.5%）	10（8.0%）	
≥SM 501μm	6（10.5%）	21（16.8%）	
pUL阳性	1（1.8%）	14（11.2%）	0.04
HM阳性	1（1.8%）	5（4.0%）	0.77
VM阳性	3（5.3%）	4（3.2%）	0.68
脉管浸润阳性	6（10.5%）	10（8.0）	0.58
v阳性	2（3.5%）	6（4.8%）	
ly阳性	6（10.5%）	8（6.4%）	
内镜治愈判断			0.58
根治性切除	41（71.9%）	96（76.8%）	
非根治性切除	16（28.1%）	29（23.2%）	

组 R0 切除率分别为94.7%（54/57）和92.0%（115/125）。非根治性切除的病例分别为28.1%（16/57）和23.2%（29/125），统计学上无显著性差异。

作为非根治性切除因素之一的脉管浸润阳性率分别为10.5%（6/57）和8.0%（10/125），无统计学上的显著性差异，按浸润深度比较，GCA 组 M 癌脉管浸润阳性率为0%（0/89，95% 置信区间0%～3.3%），而 SSBE-BEAC 组 2 例 DMM 中观察到淋巴管浸润，为4.5%（2/44，95% 置信区间0.6%～16%），有较高的倾向。在两组中，当 SM 为501μm 或指数更高时，脉管浸润的阳性率显著增加（**表3**）。

3. 内镜切除后的随访

将远期结果分为治愈性切除病例和非治愈性切除病例，SSBE-BEAC 组和 GCA 组的治愈性切除病例数分别为41 例（71.9%）和96 例（76.8%），所有病例均在内镜切除后未进行追加治疗而进行随诊观察，均未观察到局部复发和转移性复发。SSBE-BEAC 组的中位随访时间为43 个月（范围 2～137 个月，6 个月以上的随访率为 80%），GCA 组为 33 个月（范围 1 ~ 166 个月，6 个月以上的随访率为 77%）。在 SSBE-BEAC 组中没有观察到异时性多发癌，而 GCA 组则有 20.8%（20/96）的异时性多发癌（$P < 0.01$）。

SSBE-BEAC 组和 GCA 组的非根治性切除病例数分别为 16 例（28.1%）和 29 例（23.2%），内镜切除后的进展总结见**表 4**。分别有 10 例（62.5%）和 21 例（72.4%）进行了追加手术，除手术外未行其他治疗。

在 SSBE-BEAC 组中，未进行追加治疗而随诊观察的 6 名患者均未出现转移复发。有 1 例在内镜黏膜切除术（EMR）后 21 个月观察到局部复发，但经再次内镜切除后完全治愈。进行了追加手术的 10 例患者中有 2 例在手术标本中证实了淋巴结转移，但没有转移复发（分别在内镜切除后 24 个月和 57 个月，无复发生存中）。手术标本中虽未发现淋巴结转移，但有 1 例术后转移复发，尽管化疗后仍死于原发病（参见案例）。

在 GCA 组中，接受追加手术的 21 例患者有 2 例在手术标本中发现了淋巴结转移，但术后并没有复发（分别为内镜切除术后 14 个月和 22 个月无复发存活中）。其他追加的手术病例在术后没有转移复发。此外，随诊观察的 8 例患者中有 1 例出现转移复发。该患者是一位 80 多岁的男性，肿瘤直径 30mm 大的分化型癌，SM 深度 3000μm，脉管浸润为阴性，pUL 阳性，

被判定为非治愈性切除，但由于患者年龄大，不希望进行追加手术，一直在观察。内镜切除后 18 个月，发生贲门淋巴结转移和肝转移，虽然进行了化疗，但在内镜切除后第 20 个月死亡。

表3 按浸润深度划分的脉管浸润阳性频率

	SSBE-BEAC（$n=57$）	GCA（$n=125$）
M ~ LPM	0/31（0%）	0/89（0%）
DMM	2/13（15.4%）	
SM ~ 200μm	0/1（0%）	0/5（0%）
SM 201 ~ 500μm	1/6（16.7%）	1/10（10.0%）
≥SM 501μm	3/6（50.0%）	9/21（42.9%）

4. EAST小组研究中的风险检查

EAST 组研究将 SSBE-BEAC 病例分为转移低风险组和转移高风险组，检查内镜切除后有无转移。在 57 例患者中，47 例为低风险组，10 例为高风险组。各组的进展情况用流程图（**图1**）展示。低风险组有 4 例进行了追加手术，43 例随诊观察，转移率为 0%（0/47，95% 置信区间为 0% ~ 6.2%）。高风险组有 5 例实施了追加手术，其余 5 例仍在随诊观察中，转移率为 30.0%（3/10，95% 置信区间为 6.7% ~ 65%）。将 3 例转移病例汇总在列表（**表5**）中，其中有 1 例为术后转移复发。

表4 非治愈性切除病例的内镜切除后进展

	SSBE-BEAC（$n=16$）	GCA（$n=29$）
随访周期中位数（范围）	29个月（6 ~ 75个月）	35个月（1 ~ 115个月）
随访6个月以上	16（100%）	24（82.8%）
随诊观察病例	6（37.5%）	8（27.6%）
局部复发	1/6（再次行内镜切除根治）	0/8
转移复发	0/6	1/8（死于原发病）
追加手术病例	10（62.5%）	21（72.4%）
手术标本中的淋巴结转移	2/10（均为术后无复发生存）	2/21（均为术后无复发生存）
转移复发	1/10（死于原发病）	0/21

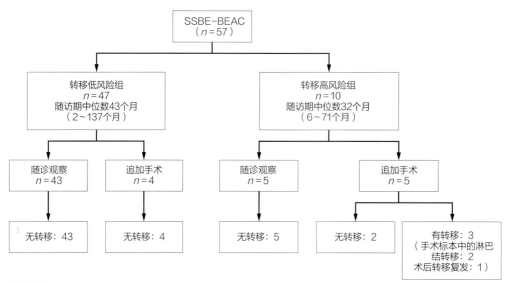

图1 转移低风险组和高风险组的长期预后

表5 3例SSBE-BEAC转移病例

年龄	性别	组织类型	肿瘤直径	浸润深度	脉管浸润	追加手术	术后转移复发
70多岁	男性	tub1	46mm	SM 500μm	无	有（手术标本中的淋巴结转移）	无（内镜切除术后57个月）
40多岁	男性	tub2>por1>tub1	41mm	SM 1,200μm	有	有（手术标本中的淋巴结转移）	无（内镜切除术后24个月）
50多岁	女性	tub1>por2>tub2	25mm	SM 300μm	有	有（手术标本中的淋巴结转移）	有（内镜切除术后23个月）

案例

［**案例1**］患者是一名50多岁的女性（**图2**）。因吞咽时咽部不适感施行EGD，提示EGJ有病变，被介绍到本院接受治疗。白光观察发现EGJ区域的柱状上皮内有延伸数毫米的栅栏状血管，判定为SSBE（**图2a**）。在EGJ 0—2点钟方向观察到一个25mm大小、微红色、凹陷的病变，中心位于巴雷特黏膜内（**图2b**）。窄带成像（narrow band imaging，NBI）联合放大观察发现大小不同，极性紊乱的不规则黏膜结构，还发现了黏膜结构外走行异常的血管（**图2c、d**）。考虑到黏膜内癌的可能性，施行了ESD（**图2e**）。组织病理学上为tub1 > por2 > tub2，27mm×7mm，pT1b-SM 300μm，ly(＋)，v(－)，pHM0，pVM0（**图2f、g**）。

实施追加手术后，手术标本中未发现淋巴结转移，最终诊断为pT1bN0M0，随访观察，不进行追加化疗。但是，由于在内镜切除后第23个月出现转移复发（多发肺转移、骨转移），因此即使进行了化疗，内镜切除后第48个月还是因原发病死亡。

结果分析

目前还没有食管腺癌转移风险的大规模数据，对于内镜切除手术后治愈判定尚未达到共识。作为本课题的研究结果，SSBE-BEAC是根据《食管癌治疗指南》和《食管癌ESD/EMR指南》定义的治愈性切除标准，"pSMM/LPM且脉管浸润阴性"，"单纯分化，pDMM和脉管浸润阴性"具有良好的远期预后，无局部复发或转移。此外，EAST组研究结果中转移低

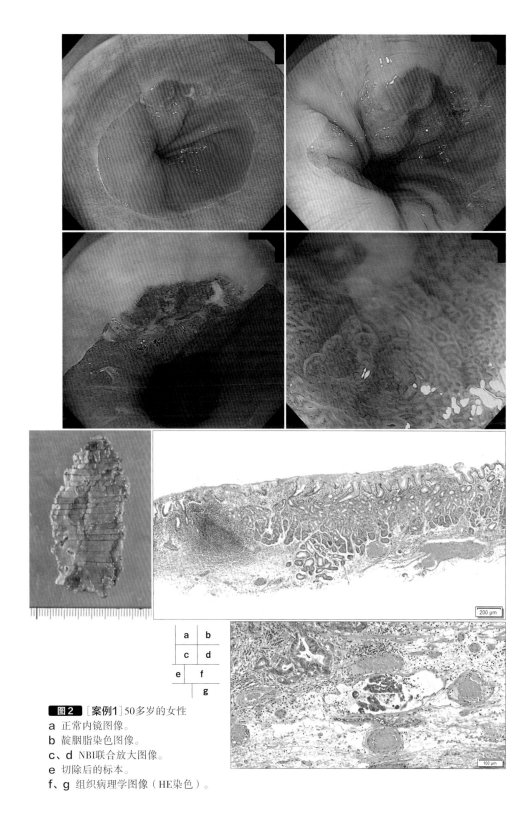

图2 ［案例1］50多岁的女性
a 正常内镜图像。
b 靛胭脂染色图像。
c、d NBI联合放大图像。
e 切除后的标本。
f、g 组织病理学图像（HE染色）。

风险组病例的预后也较好，特别是对于 SM 癌，如果没有转移风险因素，就有可能扩大内镜切除适应证。

在欧美的 BEAC 中，LSBE 癌变较多，具有较高的致癌潜力，因此可采用联合治疗，其中内镜下切除高度异型性增生和癌变部分，并在背景巴雷特黏膜上添加射频消融(radiofrequency ablation，RFA）以防止局部复发和异常发生。在日本，SSBE-BEAC 占多数，单纯内镜切除是低转移风险患者的标准治疗方法，不推荐联合治疗。因此，为了预防局部复发，治愈性切除比 R0 切除更为重要，《食管癌 EMR/ESD 指南》指出，"作为内镜治疗适应证食管浅表型腺癌的治愈性切除方法，比起 EMR，强烈推荐 ESD"。在这项研究中，所有 56 例接受 ESD 的患者均接受了 R0 切除，均无局部复发。局部复发的 1 例是 10 多年前用 EMR 治疗后呈水平切缘阳性的病例。

本研究中 GCA 组 M 癌的转移率为 0%（0/89），SM 癌为 8.3%（3/36），而 SSBE-BEAC 组 M 癌的转移率为 2.3%（1/44），SM 癌为 15.3%（2/13），虽然病例数较少，但 SSBE-BEAC 组的转移率有增高的倾向。总结日本在手术病例中检查早期胃癌和浅表型食管腺癌转移率的报告，早期胃癌 M 癌的转移率为 2.2%（65/3016），SM 癌为 18.9%（389/2053），而浅表型食管腺癌 M 癌的转移率为 9.6%（5/52），SM 癌为 25.5%（42/165），提示食管腺癌可能比胃癌更容易从早期转移。胃癌 M 癌的脉管浸润阳性率为 0.6%（19/3016），SM 癌为 34.2%（73/2053），而食管腺癌 M 癌的脉管浸润阳性率为 7.7%（4/52），SM 癌为 58.8%（97/165），两者脉管浸润阳性率的差异被认为是其主要原因。同样在本研究中，GCA 组 89 例 M 癌的脉管浸润均为阴性，而 SSBE-BEAC 组 44 例 M 癌中有 2 例（均为 DMM 癌）为脉管浸润阳性，表明食管腺癌可能比胃癌更早出现脉管浸润阳性。其原因被认为是食管比胃黏膜肌层浅，特别是黏膜肌层附近的脉管网更发达，

这样的解剖因素可能使癌更容易发生脉管浸润和转移。

如果按照现行指南可以确定 SSBE-BEAC 组为治愈性切除，其远期预后与 GCA 治愈性切除同等良好［转移率为 0%（0/41，95% 置信区间为 0% ~ 7.0%）和 0%（0/96，95% 置信区间为 0% ~ 3.1%）］，可以说目前的诊疗指南没有太大的问题。不可否认，在某些情况下，一些被判定为非治愈性切除的病例包括即使转移潜能原本极低，也不得不实施追加治疗的病例。从 EAST 组研究中按转移风险对 SSBE-BEAC 组进行分类，低风险组有 47 例患者，高风险组有 10 例患者。根据指南 SM 浸润属于非治愈性切除，但在本分类中，有 5 例被归类为转移的低风险组。低风险组的转移率为 0%（0/47，95% 置信区间为 0% ~ 6.2%），3 例转移病例均属于高风险组。综上所述，对于根据现行指南不能治愈性切除的 SM 癌，同样属于低风险转移病症（满足 "SM 浸润深度为 1 ~ 500μm" "肿瘤直径小于 30mm" "脉管浸润阴性" "DMM 以深的非低分化癌" 等所有条件的病例），可以确定所谓的扩大治愈性切除术的适应证，它允许在内镜切除术后无须追加治疗的情况下进行随诊观察。由于目前的证据是回顾性的，而且病例数也不够充分，为了将本分类确立为内镜治疗判断的标准，今后需要多中心的大规模前瞻性研究进行验证。

结语

如果 SSBE-BEAC 浸润深度比 pLPM 浅且内镜切除脉管浸润阴性，以及浸润深度为 pDMM，单纯分化时脉管浸润阴性，则 SSBE-BEAC 具有良好的长期预后。此外，过去一直将 pSM 被认为是追加治疗的适应证，属于低风险转移病症（满足 "SM 浸润深度为 1 ~ 500μm" "肿瘤直径小于 30mm" "脉管浸润阴性" "DMM 更深的非低分化癌" 等所有条件的病例），未观察到转移，预后良好。这一结果支持了 EAST 组研究，表明今后有可能

会扩大内镜治愈切除的适应证。

参考文献

[1]Cameron AJ, Lomboy CT, Pera M, et al. Adenocarcinoma of the esophagogastric junction and Barrett's esophagus. Gastroenterology 109: 1541–1546, 1995.

[2]Thrift AP, Whiteman DC. The incidence of esophageal adenocarcinoma continues to rise: analysis of period and birth cohort effects on recent trends. Ann Oncol 23: 3155–3162, 2012.

[3]Matsuno K, Ishihara R, Ohmori M, et al. Time trends in the incidence of esophageal adenocarcinoma, gastric adenocarcinoma, and superficial esophagogastric junction adenocarcinoma. J Gastroenterol 54: 784–791, 2019.

[4]天野祐二, 安積貴年, 坪井優, 他. 本邦におけるBarrett食道癌の疫学―現況と展望. 日消誌 112: 219–231, 2015.

[5]Azuma N, Endo T, Arimura Y, et al. Prevalence of Barrett's esophagus and expression of mucin antigens detected by a panel of monoclonal antibodies in Barrett's esophagus and esophageal adenocarcinoma in Japan. J Gastroenterol 35: 583–592, 2000.

[6]Siewert JR, Stein HJ. Classification of adenocarcinoma of the oesophagogastric junction. Br J Surg 85: 1457–1459, 1998.

[7]Koike T, Nakagawa K, Iijima K, et al. Endoscopic resection (endoscopic submucosal dissection/endoscopic mucosal resection) for superficial Barrett's esophageal cancer. Dig Endosc 25 (Suppl 1): 20–28, 2013.

[8]日本胃癌学会（編）. 胃癌取扱い規約, 第15版. 金原出版, 2017.

[9]日本胃癌学会（編）. 胃癌治療ガイドライン, 第5版. 金原出版, 2018.

[10]日本食道学会（編）. 臨床・病理 食道癌取扱い規約, 第11版. 金原出版, 2015.

[11]Ishihara R, Oyama T, Abe S, et al. Risk of metastasis in adenocarcinoma of the esophagus: a multicenter retrospective study in a Japanese population. J Gastroenterol 52: 800–808, 2017.

[12]Abe S, Ishihara R, Takahashi H, et al. Long-term outcomes of endoscopic resection and metachronous cancer after endoscopic resection for adenocarcinoma of the esophagogastric junction in Japan. Gastrointest Endosc 89: 1120–1128, 2019.

[13]Sharma P, Dent J, Armstrong D, et al. The development and validation of an endoscopic grading system for Barrett's esophagus: the Prague C & M criteria. Gastroenterology 131: 1392–1399, 2006.

[14]日本食道学会（編）. 食道癌診療ガイドライン2017年版, 第4版. 金原出版, 2017.

[15]石原立, 有馬美和子, 飯塚敏郎, 他. 食道癌に対するESD/EMRガイドライン. Gastroenterol Endosc 62: 221–271, 2020.

[16]Pouw RE, Wirths K, Eisendrath P, et al. Efficacy of radiofrequency ablation combined with endoscopic resection for Barrett's esophagus with early neoplasia. Clin Gastroenterol Hepatol 8: 23–29, 2010.

[17]Pech O, May A, Manner H, et al. Long-term efficacy and safety of endoscopic resection for patients with mucosal adenocarcinoma of the esophagus. Gastroenterology 146: 652–660, e1, 2014.

[18]Gotoda T, Yanagisawa A, Sasako M, et al. Incidence of lymph node metastasis from early gastric cancer: estimation with a large number of cases at two large centers. Gastric Cancer 3: 219–225, 2000.

[19]Brundler MA, Harrison JA, de Saussure B, et al. Lymphatic vessel density in the neoplastic progression of Barrett's oesophagus to adenocarcinoma. J Clin Pathol 59: 191–195, 2006.

[20]Goseki N, Koike M, Yoshida M. Histopathologic characteristics of early stage esophageal carcinoma. A comparative study with gastric carcinoma. Cancer 69: 1088–1093, 1992.

Summary

Long-term Outcomes after Endoscopic Resection for Superficial Barrett's Esophageal Adenocarcinoma Derived from Short-segment Barrett's Esophagus

Takahiro Inoue[1], Ryu Ishihara,
Hirohisa Sakurai, Yasuhiro Tani,
Takahiko Nakamura, Ayaka Shoji,
Katsunori Matsueda, Muneaki Miyake,
Kotaro Waki, Hiromu Fukuda,
Satoki Shichijo, Akira Maekawa,
Takashi Kanesaka, Sachiko Yamamoto,
Yoji Takeuchi, Koji Higashino,
Noriya Uedo, Tomoki Michida

There is yet no clear information regarding the risk of metastasis after endoscopic resection for superficial Barrett's esophageal adenocarcinoma. In this study, we investigated the long-term outcomes after endoscopic resection for 57 cases of superficial Barrett's esophageal adenocarcinoma derived from short-segment Barrett's esophagus. Lesions of pLPM without lymphovascular involvement and pDMM without a poorly differentiated component and lymphovascular involvement exhibited no metastasis and had favorable prognosis. SM cancers ($\leqslant 500\mu m$) without a poorly differentiated component, lymphovascular involvement, and $\leqslant 30mm$ also did not exhibit metastasis. Therefore, there is a possibility to expand the definition of endoscopic curative resection in the future.

[1]Department of Gastrointestinal Oncology, Osaka International Cancer Institute, Osaka, Japan.

巴雷特食管腺癌内镜切除术后的远期预后
——以 LSBE 为中心

高桥 亚纪子[1]

小山 恒男

摘要●2000年1月至2017年9月在笔者所在医院接受ESD治疗的LSBE的腺癌（布拉格分级M3及更高）中，对16例患者共计有20处病变（中位随访时间为128个月）且随诊观察3年或更长时间的患者进行了长期预后观察。结果显示，肿瘤直径中位数为36mm，切除直径中位数为86mm。主要病变浸润深度为T1a-SMM者1例，T1a-LPM者1例，T1a-DMM者12例，T1b-SM1者2例。组织学类型都是分化型。一次性完全切除率为95%，脉管浸润（ly、v）均为阴性。16个病例有4例患有同时性多发癌（25%）。16例中有7例行全周切除，9例行局部切除。在全周切除病例中，没有观察到异时性多发癌，也没有观察到巴雷特黏膜的复发。9例局部切除术中有6例进行继续观察，其中2例（33%）患有异时性多发癌。发现异时性多发癌的2例中，残留巴雷特黏膜较长，超过3cm；未发现异时性多发癌的4例中，残留巴雷特黏膜较短，不足3cm。由此可以推测，残留巴雷特黏膜面积越大（M3以上，即LSBE），就越有可能发生异时性多发癌。对其余3例接受局部切除的患者的残留的巴雷特黏膜进行了阶段性ESD，以防止异时性多发癌的发生。3例术后均未出现巴雷特黏膜狭窄或复发，阶段性ESD有助于防止异时性多发癌的发生。16例来源于LSBE的EAC经ESD治疗后均未出现原发病死亡，疾病特异性生存率3年和5年均为100%。3年和5年的总生存率均为100%。

关键词　LSBE　巴雷特食管腺癌　远期预后　异时性多发癌　阶段性 ESD

[1] 佐久医療センター内視鏡内科　〒 385-0051 佐久市中込 3400 番地 28
E-mail : aurevoireurope@yahoo.co.jp

前言

由于长节段巴雷特食管（long segment Barrett's esophagus，LSBE）发生的癌中，异时性多发性癌的概率很高，因此在欧美推荐内镜治疗后对残留巴雷特黏膜进行烧灼术（ablation）。在日本，巴雷特食管腺癌（esophageal adenocarcinoma，EAC）本身很少见，来源于LSBE 的 EAC 也很少见，因此远期预后的研究还不充分。本文主要介绍接受内镜黏膜下剥离术（endoscopic submucosal dissection，ESD）的 LSBE 来源的 EAC 的长期预后，并研究 ESD后对残留巴雷特黏膜的治疗方法。

表1 患者背景	
性别（男性：女性）	15例：1例
年龄中位数（范围）	62岁（38～79岁）
随诊观察期间中位数（范围）	128个月（39～176个月）
肉眼类型（$n=20$）	
0-I	3例
0-IIa	5例
0-IIb	5例
0-IIc	7例

表2 ESD的结果	
肿瘤直径中位数（范围，$n=20$）	36mm（1～96mm）
切除直径中位数（范围，$n=20$）	86mm（23～130mm）
主要病变浸润深度（$n=16$）	
T1a-SMM	1例
T1a-LPM	1例
T1a-DMM	12例
T1b-SM1	2例
组织类型	全例，分化型
一次性完全切除率	95%
脉管浸润（ly：v）	0%：0%

目标和方法

研究受试者为在 2000 年 1 月至 2017 年 9 月期间接受 ESD 的 LSBE（布拉格分级 M3 或更高级别）衍生的 EAC 中，接受了 3 年或更长时间随诊观察的 16 例患者和 20 处病变。

研究受试者性别比例（男：女）为 15 例：1 例，年龄中位数 62 岁（38～79 岁），随诊观察期间中位数为 128 个月（39～176 个月），肉眼类型（$n=20$），0-I 3 例，0-IIa 5 例，0-IIb 5 例，0-IIc 7 例（**表1**）。

ESD 后原则上使用质子泵抑制剂（proton pump inhibitor，PPI）持续注射，每年进行一次或两次上消化道内镜检查（esophagogastroduodenoscopy，EGD）和 CT 监测。此外，T1b-SM1 被定义为具有 500μm 或更小的 SM 浸润距离。

结果

1. 治疗结果

肿瘤直径中位数（$n=20$）为 36mm（1～96mm），切除直径中位数（$n=20$）为 86mm（23～130mm）。主要病变浸润深度（$n=16$）为 T1a-SMM 者 1 例，T1a-LPM 者 1 例，T1a-DMM 者 12 例，T1b-SM1 者 2 例，组织类型均为分化型。

一次性完全切除率为 95%（19/20），脉管浸润（ly、v）均为阴性（**表2**）。

在 16 例中有 4 例观察到同时性多发癌（25%），同时性癌为 1～6mm，T1a-SMM～T1a-DMM，以及微小癌和小癌。

2. 预后

16 例中有 7 例进行了全周 ESD，9 例进行局部 ESD。7 例全周 ESD 未发现异时多发癌，也未发现巴雷特黏膜复发。根据食管癌临床实践指南，对 9 例局部 ESD 病例中的 6 例进行了随诊观察。

6 例中有 1 例为同时性多发癌（2 个病灶），副病变外侧切缘呈阳性。3 个月后再次实施 ESD，残留 EAC 为 pT1a-SMM，0-IIb，ly0，v0，pHM0，pVM0，2mm。其他 5 例为 R0 切除。6 例中的 2 例（33%），分别在 7 年 3 个月后和 2 年 5 个月后观察到异时性多发癌（[**案例1**]和[**案例2**]）。

案例

1. 异时性多发癌案例

[**案例1**]　异时性多发癌。40 多岁，男性。

在 LSBE（C3M5）中，左壁观察到较小的发红（**图1a**，黄色箭头），窄带成像（narrow band imaging，NBI）观察到明显的褐色区域（**图1b**）。通过 NBI 放大内镜，观察到不规则的表面结构，在巴雷特食管癌的日本食管学会制定的放大内镜分类（JES-BE 分类）中表面微结构（surface pattern）诊断为 PIT，不规则（**图**

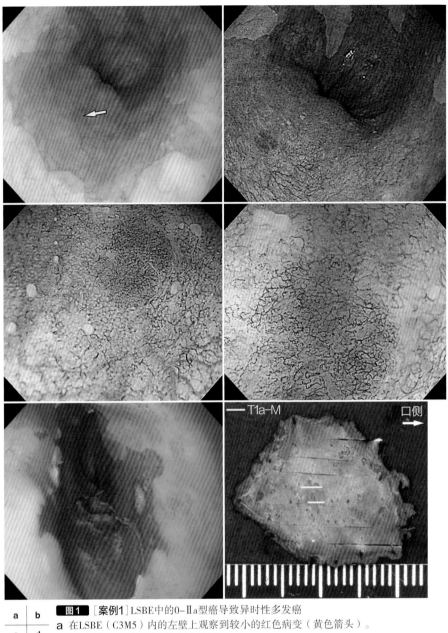

a	b
c	d
e	f

图1 [**案例1**]LSBE中的0-Ⅱa型癌导致异时性多发癌

a 在LSBE（C3M5）内的左壁上观察到较小的红色病变（黄色箭头）。

b NBI图像。显示出清晰的褐色区域。

c NBI放大图像。JES-BE分类下的surface pattern为PIT，不规则。

d NBI放大图像。JES-BE分类中的vascular pattern是网状，不规则。

e 仅病变部位一次性切除。

f 同时观察到5mm和1mm的癌症。

1c），微血管结构（vessel pattern）诊断为网状，不规则，被诊断为EAC（**图1d**）。ESD仅对病变部进行了一次性切除（局部ESD）（**图1e**），最终病理诊断为腺癌，tub1，pT1a-SMM，0-Ⅱa，5mm×3mm。此外，也发现tub1、pT1a-SMM、0-Ⅱa和1mm的同时性癌的存在（**图1f**）。

此后，每年进行一次检查，在7年3个月后，

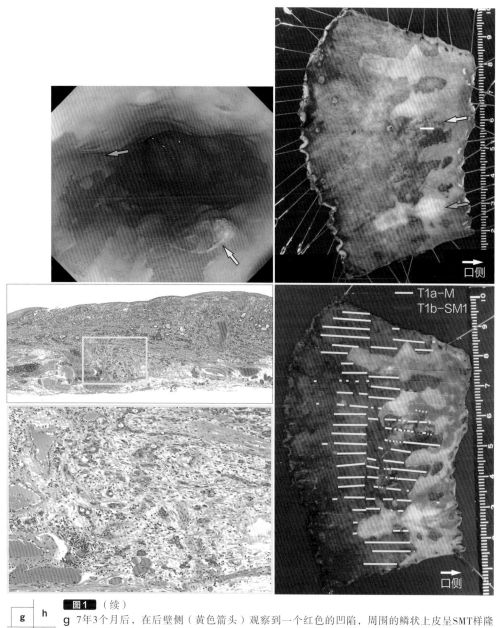

图1（续）

g 7年3个月后，在后壁侧（黄色箭头）观察到一个红色的凹陷，周围的鳞状上皮呈SMT样隆起。蓝色箭头指示处是ESD瘢痕。

h 在新鲜切除标本中，黄色箭头指示处（与a中黄色箭头相同的部位）可观察到黏膜不规则，在周围鳞状上皮中也观察到颜色变化。蓝色箭头指示处是ESD瘢痕。白线部分的组织图像显示在i和j中。

i、j h的白线部分为tub2，在保留黏膜肌层的同时浸润黏膜下层496μm，浸润部分为por，深部切缘为阴性。j是i的黄框部分的放大图像。

k 这是一个全周性的EAC。

发现后壁侧有红色凹陷（**图1g**，黄色箭头），其周围的鳞状上皮像黏膜下肿瘤（submucosal tumor，SMT）一样隆起。**图1g**中的蓝色箭头处是ESD瘢痕。ESD全周切除，新鲜切除的标本中，黄色箭头处（**图1a**，与黄色箭头相同部位）可见黏膜不规则，在周围的鳞状上皮中也观察到颜色的变化（**图1h**）。**图1h**中的蓝色箭头处是ESD瘢痕。

	案例1	案例2	案例3	案例4	案例5	案例6
实施ESD时的巴雷特黏膜长度	C3M5	C3M6	C1M3	C0M3	C3M7	C0M3
肿瘤直径	5 mm 2 mm	45 mm	22 mm 4 mm	15 mm	53 mm	13 mm
残留巴雷特黏膜长度	C3M5	C0M3	C0M2	C0M1	C0M1	C0M1
有无异时性多发癌	有	有	无	无	无	无
发生异时性多发癌时间	7年3个月后	2年5个月后	—	—	—	—

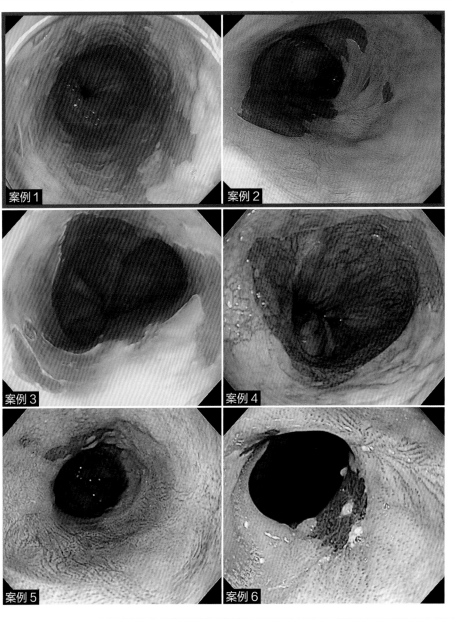

图2 6例患者实施局部ESD后继续观察。用红框部分所示的是患有异时性多发癌的病例

	案例A	案例B	案例C
实施ESD时的巴雷特黏膜长度	C4M6	C4M6	C2M7
肿瘤直径	50 mm	38 mm	39 mm
残留巴雷特黏膜长度	C0M2	C0M3	C0M4
施行阶段性ESD后的随诊观察期间	3年8个月后	6年2个月后	11个月后
有无异时性多发癌	无	无	无

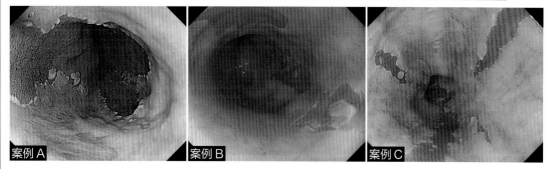

图3 3例患者实施阶段性ESD

图1h 中的白线部分为tub2，在保留黏膜肌层的同时浸润黏膜下层496μm，浸润部分为por，深处切缘为阴性（**图1i、j**）。最终病理诊断为巴雷特食管腺癌，tub1 > tub2 > por，pT1b-SM1（浸润距离为496μm，浸润组织类型为por），ly0，v0，pHM0，pVM0，0-Ⅱc+Ⅱb，83mm×38mm（**图1k**）。

在第2次ESD后2个月，进行了追加手术切除（胸腔镜下食管切除术+2区清扫术），没有发现肿瘤残留，但为N1（1/46，#1）。之后，接受S-1辅助化疗1年，比第2次ESD多4年9个月，术后4年7个月，患者存活无复发。

［**案例2**］ 异时性多发癌。40多岁，男性。

对LSBE（C3M6）的0-Ⅱa+Ⅱb，T1a-DMM，45mm×43mm进行ESD一次性切除。2年5个月后确认为异时性多发癌，再次实施ESD。这个例子在"ESD后监测发现LSBE中的异时性多发癌"有详细介绍，可进行参考。

为了研究异时性多发癌的危险因素，使用ESD后1年的图像测量了这6个病例的残留巴雷特黏膜长度（**图2**）。在观察到异时性多发癌的［**案例1和案例2**］中，残留的巴雷特黏膜长达3cm或更长，并且仍然是LSBE。在未观察到异时性多发癌的［**案例3～案例6**］中，残留的巴雷特黏膜长度不足3cm。也就是说，ESD使BE黏膜缩小，变成短节段巴雷特食管（short segment Barrett's esophagus，SSBE）。

有2例首次ESD实施时发现同时性多发癌。其中1例为［**案例1**］，7年3个月后观察到异时多发性癌症，而另外1例为［**案例3**］，未见异时性多发癌，首次ESD实施时的同时性多发癌不能说是异时性多发癌的危险因素。综上所述，案例如**图2**所示。在残留巴雷特黏膜长度为M3或更长的［**案例1和案例2**］中，观察到异时性多发癌。

9例接受局部ESD的患者中，有3例患者在残留的巴雷特黏膜上接受了阶段性ESD，以预防异时性多发癌。**图3**中的案例A和B，在第2次ESD（2次阶段性ESD）中完全切除了残留巴雷特黏膜，**案例C**的残留巴雷特黏膜呈3条舌状，分3次对残留巴雷特黏膜实施了ESD（4次阶段性ESD）。3例均在残留巴雷特黏膜ESD后立即局部注射曲安奈德（TA），术后均无狭窄，巴雷特黏膜得以完全切除。

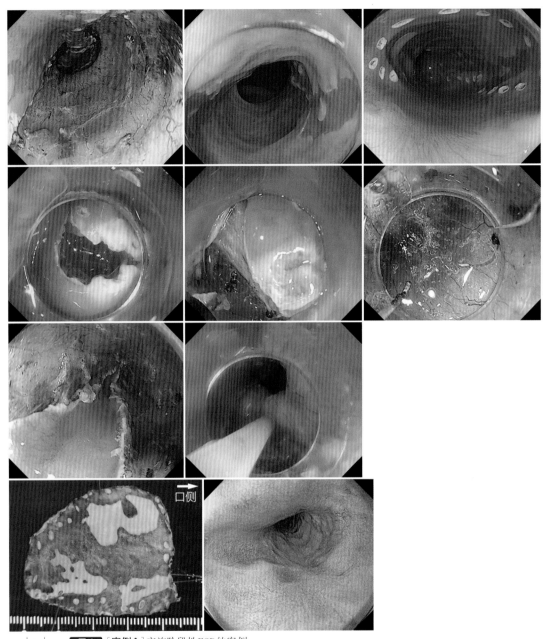

a	b	c
d	e	f
g	h	
i	j	

图4 ［案例A］实施阶段性ESD的案例

a 对LSBE（C4M6）内发生的病变实施10/12周ESD。

b 实施ESD后3个月的内镜图像。形成鳞状上皮，无狭窄。

c 进行阶段性ESD时的标记。由于在前壁侧的3处发现了残留巴雷特黏膜，所以做了将这些集中切除的标记。

d 口侧残留的巴雷特黏膜切口。在黏膜下层中未观察到纤维化。

e 残余巴雷特黏膜的外侧在上次ESD瘢痕中显示出纤维化。将Hook刀插入口侧无纤维化的黏膜下层，进行深切以提升侧部的纤维化部分。

f 黏膜下层正好位于残余的巴雷特黏膜下方。没有纤维化，可以顺利剥离。

g ESD结束时的溃疡底部。黏膜切口处有纤维化现象，但剥离面的黏膜下层保持完好。

h 为预防术后狭窄，局部注射TA 50mg。

i 切除标本的碘染色图像。发现3个圆形的碘未染色区，残余的巴雷特黏膜被完全切除。

j 自从进行阶段性ESD已经过去了6年2个月，但EAC没有复发，巴雷特黏膜也没有复发。

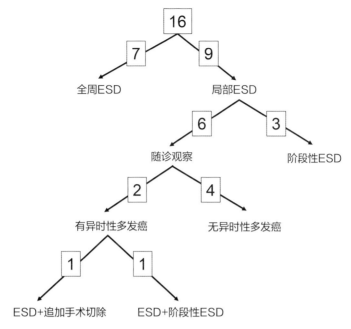

图5 对16例来自LSBE的EAC患者实施ESD的病程

加用阶段性 ESD 的 3 例分别为 C0M2、C0M3、C0M4，其中的 2/3 为 LSBE，但分别在 3 年 8 个月、6 年 2 个月、11 个月后进行随诊观察内镜检查，均未发现异时性多发癌和巴雷特黏膜再次出现。

2. 阶段性ESD案例

［案例 A］ 患者是一名 60 多岁的男性。对 LSBE（C4M6）内发生的病变实施 ESD，最终病理诊断为 0-Ⅱa+Ⅱb, pT1a-DMM, 38mm×27mm。第一次 ESD 为 10/12 周（**图 4a**），为预防术后狭窄，在施行 ESD 后立即注射 TA 50mg。ESD 过程良好，没有出现狭窄（**图 4b**）。

第一次实施 ESD 后 1 年，计划对残余的巴雷特黏膜进行 ESD（阶段性 ESD）。在前壁侧的 3 个地方发现残留的巴雷特黏膜，并将这些标记在一起进行切除（**图 4c**）。由于 ESD 瘢痕，预计残余的巴雷特黏膜的外侧将高度纤维化，但口侧和肛侧没有瘢痕，因此首先在口侧做黏膜切口以进入透明的黏膜下层（**图 4d**）。接下来，在残余的巴雷特黏膜一侧做一

个浅的黏膜切口，结果与预想的一样，观察到纤维化。将 Hook 刀插入无纤维化的口侧黏膜下层，并进行深切以提起侧面的纤维化部分（**图 4e**）。由于残余巴雷特黏膜正下方的黏膜下层在瘢痕外没有纤维化，因此可以顺利进行剥离（**图 4f**）。虽然黏膜切口有纤维化现象，但剥离表面的黏膜下层保持充分，因此为预防术后狭窄，需局部注射 TA 50mg（**图 4g、h**）。

在对切除标本进行碘染色时，发现了 3 个圆形的碘未染色区域，残余的巴雷特黏膜已被完全切除。在残余的巴雷特黏膜中未发现癌（**图 4i**）。术后病程好，无狭窄，自阶段性 ESD 起已过去 6 年 2 个月，但 EAC 未复发，巴雷特黏膜也未复发（**图 4j**）。如上所述，在本例中，2 次阶段性 ESD 能够完全切除 LSBE 中产生的 EAC 和残余的巴雷特黏膜，而不会引起狭窄。

以上内容在流程图（**图 5**）中示出。16 例患者中有 7 例接受了全周 ESD，9 例接受了局部 ESD，9 例局部性 ESD 患者中有 6 例进行了随诊观察，另 3 例进行了阶段性 ESD。在 6 例随诊观察的病例中，有 2 例（33%）发生异时

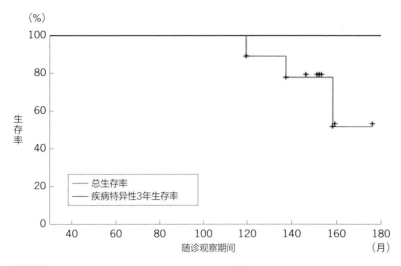

性多发癌，4 例无复发。在 2 例异时性多发癌病例中，1 例采用 ESD+ 阶段性 ESD 治疗，而另 1 例异时性多发癌病例在 ESD 实施后需要追加手术切除。最初，根据食管癌临床实践指南对患者进行随诊观察，但在经历了 2 例异时性多发癌后，开始积极进行了阶段性 ESD。

16 例来源于 LSBE 的 EAC 通过 ESD 治疗后均未出现原发病死亡，3 年和 5 年的疾病特异性生存率均为 100%。其他原因死亡有 3 例（1 例死于癌症，2 例死于其他疾病），均在 ESD 实施 10 年以后，3 年和 5 年总生存率均为 100%，经 ESD 治疗的 LSBE 衍生的 EAC 的长期预后良好（图6）。

结果分析

在 LSBE 腺癌多发的欧美国家，由于内镜切除后的异时性多发癌的发生率为 15% ~ 30%，因此指南推荐通过 RFA 等方法彻底根除残留的巴雷特黏膜。作者在与 13 家机构的多中心联合研究中调查了 372 例食管胃结合部癌和 EAC，并报道称内镜切除后的异时性多发癌发生率为 1.1%。这一结果与欧美有很大差异，据调查是因为日本的 LSBE 比例较少。根据食管癌治疗指南的描述，"在日本，准确

诊断巴雷特食管癌并进行内镜治疗的政策已广泛普及，并且正在对治疗后残留的巴雷特食管进行慎重的随诊观察"。

在这项研究中，内镜切除术后随诊观察的 6 例中有 2 例（33%）患有异时性多发癌，其概率与欧美报道的相似。2 例病例中的 1 例[**案例2**]在 2 年 5 个月后采用 ESD 治疗异时性多发癌，另 1 例[**案例1**]在 7 年 3 个月后出现了异时性多发癌，虽然进行了 ESD 治疗，但已经是 T1b-SM（浸润部分是 por）并且需要追加手术切除。因此，有必要对残留巴雷特黏膜的异时性多发癌采取积极的预防措施。

内镜切除术后随诊观察的 6 例病例中，有 2 例异时性多发癌和 4 例无复发的风险，根据调查结果显示，异时性多发癌病例残留巴雷特黏膜长达 3cm 以上，无异时性多发癌病例残留巴雷特黏膜短至 3cm 以下。由此推测，残留巴雷特黏膜的面积越大（M3 以上，即 LSBE），就越有可能发生异时性多发癌。

综上所述，如果残留巴雷特黏膜小于 3cm（SSBE）时可以进行随诊观察，但如果大于 3cm（LSBE）则认为需要对残留巴雷特黏膜进行治疗。

增加了阶段性 ESD 的 3 种情况，分别是

COM2、COM3、COM4，其中的 2/3 是 LSBE，但分别在 3 年 8 个月后、6 年 2 个月后、11 个月后的随访内镜检查中均未观察到异时性多发癌或巴雷特黏膜的复发，阶段性 ESD 可用于抑制异时性多发癌。

在欧美，以氩等离子体凝固术（argon plasma coagulation，APC）、光动力疗法（photodynamic therapy，PDT）、射频消融（radiofrequency ablation，RFA）、冷冻消融术（cryoablation）等消融术为主，但这样做存在无法通过组织病理学评估，以及巴雷特腺管的表层覆盖有鳞状上皮的问题。为了克服这些缺点，开发了一种称为阶段性径向内镜切除术（stepwise radial endoscopic resection，SRER）的方法，可通过内镜黏膜切除术（endoscopic mucosal resection，EMR）切除残余的巴雷特黏膜。但是，在 SRER 和 ER/RFA 的多中心随机试验中，对肿瘤的完全病理反应分别为 100% 和 96%，对肠上皮化生的完全病理反应分别为 92% 和 96%，无明显优势差异，且狭窄率分别为 88% 和 14%，因此在欧美推荐 ER/RFA 代替 SRER。

针对源于LSBE的EAC的治疗策略

由于日本没有引入 RFA，而且毁损法也无法获得组织病理学图像，存在掩藏型巴雷特黏膜（buried Barrett's）的问题，因此，对于来源 LSBE 的 EAC，除了通过实行 ESD 的一次性切除外，还需要一种去除残留的巴雷特黏膜而不使其出现狭窄的策略。

1）对于半周以下的EAC

进行包括非肿瘤在内的半周 ESD 代替局部 ESD，局部注射 TA 50 ~ 100mg 以预防狭窄。确认瘢痕形成后，对残余的巴雷特黏膜进行阶段性 ESD，通过局部注射 TA 来预防狭窄。

2）对于半周以上的EAC

进行局部 ESD，并局部注射 TA 以防止狭窄。确认瘢痕形成后，对残余的巴雷特黏膜进行阶段性 ESD，通过局部注射 TA 来预防狭窄。即使是亚全周切除术，配合局部注射 TA 也能在很大程度上预防狭窄。

3）对于全周EAC

对于全周 EAC，如果 EAC 达到 10cm 左右，就要进行全周 ESD，但如果超过这个范围，就要考虑进行手术切除。作者曾报道过 1 例对 C12M13 延伸至颈段食管的 EAC 行手术切除的病例，如果 LSBE 累及颈段食管，则应选择手术切除，因为在施行全周 ESD 后会出现严重的狭窄。

结语

对 LSBE 来源的 EAC 实施 ESD 后的长期预后良好，异时性多发癌的发生率为 33%，与欧美相似。因此，建议通过阶段性 ESD 完全切除巴雷特食管本身，而不是在没有治疗的情况下监测残余的巴雷特黏膜。

参考文献

[1]Sharma P, Dent J, Armstrong D, et al. The development and validation of an endoscopic grading system for Barrett's esophagus: the prague C & M criteria. Gastroenterology 131: 1392-1399, 2006.

[2]Sharma P, Morales TG, Sampliner RE. Short segment Barrett's esophagus—the need for standardization of the definition and of endoscopic criteria. Am J Gastroenterol 93: 1033-1036, 1998.

[3]日本食道学会（編）. 食道癌診療ガイドライン 2017年版. 金原出版, 2017.

[4]Goda K, Fujisaki J, Ishihara R, et al. Newly developed magnifying endoscopic classification of the Japan Esophageal Society to identify superficial Barrett's esophagus-related neoplasms. Esophagus 15: 153-159, 2018.

[5]小山恒男, 高橋亜紀子, 依光展和, 他. 表在型 Barrett 食道癌の側方進展範囲診断. 胃と腸 51: 1322-1332, 2016.

[6]Pech O, Behrens A, May A, et al. Long-term results and risk factor analysis for recurrence after curative endoscopic therapy in 349 patients with high-grade intraepithelial neoplasia and mucosal adenocarcinoma in Barrett's oesophagus. Gut 57: 1200-1206, 2008.

[7]May A, Gossner L, Pech O, et al. Local endoscopic therapy for intraepithelial highgrade neoplasia and early adenocarcinoma in Barrett's oesophagus: acute-phase and intermediate results of a new treatment approach. Eur J Gastroenterol Hepatol 14: 1085-1091, 2002.

[8]Peters FP, Kara MA, Rosmolen WD, et al. Endoscopic treatment of high-grade dysplasia and early stage cancer in Barrett's esophagus. Gastrointest Endosc 61: 506-514, 2005.

[9]Conio M, Repici A, Cestari R, et al. Endoscopic mucosal resection for high-grade dysplasia and intramucosal carcinoma in Barrett's esophagus: an Italian experience. World J Gastroenterol 11: 6650-6655, 2005.

[10]Pech O, May A, Rabenstein T, et al. Endoscopic resection of

early oesophageal cancer. Gut 56; 1625–1634, 2007.

[11]Pech O, Gossner L, May A, et al. Long–term results of photodynamic therapy with 5–aminolevulinic acid for superficial Barrett's cancer and high–grade intraepithelial neoplasia. Gastrointest Endosc 62; 24–30, 2005.

[12]Pech O, May A, Manner H, et al. Long–term efficacy and safety of endoscopic resection for patients with mucosal adenocarcinoma of the esophagus. Gastroenterology 146; 652–660, 2014.

[13]Weusten B, Bisschops R, Coron E, et al. Endoscopic management of Barrett's esophagus; European Society of Gastrointestinal Endoscopy (ESGE) position statement. Endoscopy 49; 191–198, 2017.

[14]Shaheen NJ, Falk GW, Iyer PG, et al. ACG clinical guideline; diagnosis and management of Barrett's esophagus. Am J Gastroenterol 111; 30–50, 2016.

[15]Abe S, Ishihara R, Takahashi H, et al. Long–term outcomes of endoscopic resection and metachronous cancer after endoscopic resection for adenocarcinoma of the esophagogastric junction in Japan. Gastrointest Endosc 89; 1120–1128, 2019.

[16]Yuan J, Hernandez JC, Ratuapli SK, et al. Prevalence of buried Barrett's metaplasia in patients before and after radiofrequency ablation. Endoscopy 44; 993–997, 2012.

[17]Belghazi K, van Vilsteren FGI, Weusten BLAM, et al. Long–term follow–up results of stepwise radical endoscopic resection for Barrett's esophagus with early neoplasia. Gastrointest Endosc 87; 77–84, 2018.

[18]van Vilsteren FG, Pouw RE, Seewald S, et al. Stepwise radical endoscopic resection versus radiofrequency ablation for Barrett's oesophagus with high–grade dysplasia or early cancer; a multicentre randomised trial. Gut 60; 765–773, 2011.

[19]高橋亜紀子, 小山恒男, 依光展和, 他. 側方進展範囲診断が困難であったLSBE同時多発癌の1例. 胃と腸 51; 1373–1379, 2016.

Summary

The Long–term Prognosis after Endoscopic Submucosal Dissection of Esophageal Adenocarcinoma Arising from Barrett's Esophagus—Focusing on Long–Segment

Barrett's Esophagus
Akiko Takahashi[1], Tsuneo Oyama

Among the adenocarcinomas arising from long–segment Barrett's esophagus (LSBE; Prague classification M3 or longer) treated by ESD (endoscopic submucosal dissection) during the period from January 2000 to September 2017 at our hospital, we included 20 lesions in 16 patients with a confirmed follow–up of 3 years or more (median follow–up observation period of 128 months).

The median tumor diameter was 36mm, and the median resected specimen diameter was 86mm. The invasion depth of the primary lesion was T1a–SMM in 1 patient, T1a–LPM in 1 patient, T1a–DMM in 12 patients, and T1b–SM1 in 2 patients. The histological types were differentiated in all patients. The rate of en bloc resection was 95%, and all patients were negative for vascular invasion (ly, v). Four of the 16 patients presented with a synchronous multiple cancers (25%).

Of the 16 patients, circumferential and localized resection were performed in 7 and 9 patients, respectively. Patients who underwent circumferential resection did not have not only metachronous cancers but also recurrence of Barrett's esophagus. In six of the nine patients who underwent localized resection, follow–up was performed, and two of these patients (33%) exhibited metachronous cancers. In these two patients, residual Barrett's mucosa was ≥3cm in length, and in the remaining four patients who did not have metachronous cancers, residual Barrett's mucosa was short (<3cm). Therefore, large residual Barrett's mucosa (M3 or longer) was a risk factor of metachronous cancer.

In the remaining three patients who underwent localized resection, stepwise ESD was performed for the residual Barrett's mucosa to prevent metachronous cancers. In these three patients, no postoperative stenosis or recurrence of Barrett's mucosa was observed.

In the 16 patients with esophageal adenocarcinoma arising from LSBE who were treated by ESD, there was no death from the underlying illness, and the disease–specific survival rates at 3 and 5 years were 100%. Furthermore, the overall survival rates at 3 years and 5 years were also 100%.

[1]Department of Endoscopy, Saku Central Hospital Advanced Care Center, Saku, Japan.

ESD 后监测发现 LSBE 中的异时性多发癌

——可采用阶段性 ESD

小山 恒男 [1]

高桥 亚纪子

盐泽 哲 [2]

摘要●患者是一名40多岁的男性。是为了检查食管隆起性病变被介绍而来的。C3M6的LSBE后壁发现0-Ⅱa型病变，但其边界不明确。NBI-ME在0-Ⅱa型病变外侧也发现了不规则的表面结构，诊断为0-Ⅱb+"Ⅱa"型。通过ESD一次性切除，最终病理诊断为0-Ⅱb+"Ⅱa"，腺癌，tub1，pT1a-DMM，ly0，v0，pHM0，pVM0，45mm×43mm，是以胃型癌症为主的混合型癌。ESD溃疡无狭窄，形成瘢痕，残余的巴雷特食管为C0M3。此后，每年进行2次内镜监测，2年6个月后，在残余的巴雷特黏膜中发现了2处异时性多发癌，并对2个病变进行了ESD。当制备全分离标本时，还发现了术前未确诊的第3个病变，所有3个病变为pT1a-SMM且采用治愈性切除。第二个ESD溃疡在鳞状上皮再生，并保留C0M3的巴雷特黏膜。由于再次考虑到发生异时性多发癌的风险很高，因此在第2次ESD后6个月对残余的巴雷特黏膜进行阶段性ESD。由于纤维化严重，不能局部注射曲安西龙，因此只能口服泼尼松龙40mg，但出现狭窄，进行了2次EBD。阶段性ESD溃疡在鳞状上皮中再生，巴雷特食管本身完全呈鳞状上皮化。在接下来的8年里，他一直存活，没有复发。日本的食管癌临床实践指南规定，随诊观察是残余巴雷特食管的标准，但由于在LSBE中发生的EAC中有许多异时性多发癌，因此有必要对残留的巴雷特黏膜进行标准化治疗。

关键词 ● 巴雷特食管癌　LSBE　异时性多发癌　阶段性 ESD

[1] 佐久医療センター内視鏡内科　〒385-0051 佐久市中込 3400 番地 28
E-mail : oyama@coral.ocn.ne.jp
[2] 同　臨床病理部

前言

由于长节段巴雷特食管（long segment Barrett's esophagus，LSBE）在内镜黏膜切除术（endoscopic mucosal resection，EMR）后常发生异时性多发癌，建议根据欧美指南对 EMR 后残余的巴雷特黏膜进行消融。另一方面，由于 LSBE 在日本较少见，且其远期预后尚不清楚，因此《食管癌治疗指南（2017 年版）》中指出："对治疗后残留的巴雷特食管进行慎重

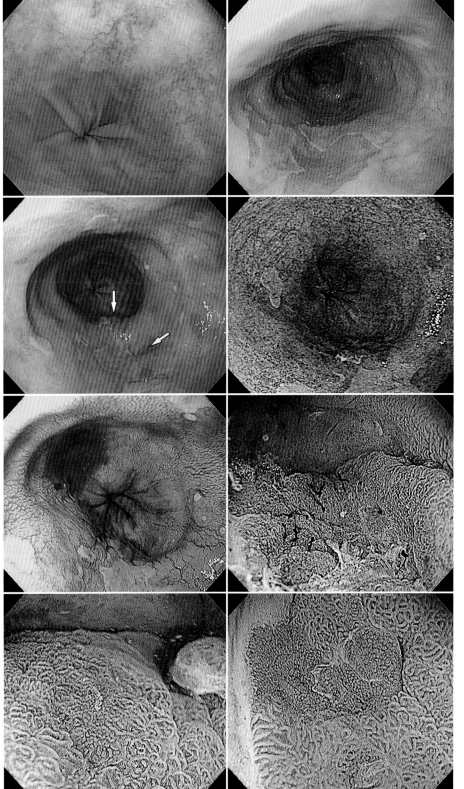

a	b
c	d
e	f
g	h

图1 在 C 3 M 6 的 L S B E 中发生的 0-Ⅱb+ "Ⅱa" 型癌

a 栅栏状血管下端与胃皱襞上缘基本一致，可以通过内镜识别EGJ。

b 诊断为 C 3 M 6 的 LSBE。

c 在巴雷特食管后壁侧发现一个红色隆起的病变（白色箭头）。此外，在口侧观察到一个小的凹陷（黄色箭头）。该部分的NBI放大图像可见**h**图。

d NBI图像。很难指出病变。

e 即使在靛胭脂染色图像中，病变边界也不清楚。

f NBI放大图像。在隆起中观察到不规则的绒毛样结构。

g 在**f**图的隆起部左侧还发现了不规则的绒毛样结构。

h **c**图的黄色箭头部分也出现发红现象，并观察到高密度的PIT状结构。

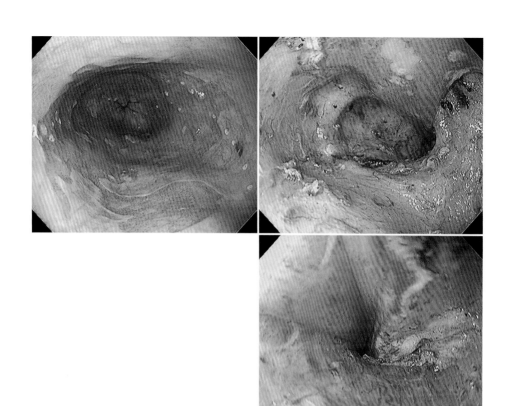

i	j
	k

图1（续）

i 根据NBI-ME的发现进行标记。

j 施行ESD的一次性切除。口侧切除了10/12周。

k 肛侧切除了9/12周左右。

的随诊观察。"

这次，作者在内镜黏膜下剥离术（endoscopic submucosal dissection，ESD）后的监测中发现了异时性多发癌，第二次ESD切除了病变，并治疗了剩余的巴雷特食管，成功使巴雷特食管完全鳞状上皮化，现进行报告。

案例

患者是一名40多岁的男性。2009年为了检查食管隆起性病变被介绍而来。

内镜检查结果（图1） 栅栏状血管下端与胃皱襞上缘基本一致，可以通过内镜识别食管胃结合部（esophagogastric junction，EGJ）（图1a）。距EGJ口侧6cm处有一个鳞柱状上皮交界处（squamocolumnar junction，SCJ），诊断为C3M6的LSBE（图1b）。

巴雷特食管后壁侧有一红色隆起性病变，但边界不清（图1c，白色箭头）。在口侧观察到一个小的凹陷（图1c，黄色箭头）。当时的窄带成像（narrow band imaging，NBI）还属于第一代，很暗淡，很难指出病变（图1d）。即使在靛胭脂染色图像中，病变边界也不清楚，怀疑为0-Ⅱb型进展（图1e）。

NBI联合放大内镜（magnified endoscopy with narrowband imaging，NBI-ME）显示隆起中有不规则的绒毛样结构，被日本食管内镜学会归类（JES-EAC分类）为non-PIT，不规则（图1f）。在左侧也发现了不规则的绒毛样结构（图1g）。此外，其口侧也有发红扩散，观察到高密度的PIT结构，判定为JES-EAC分类

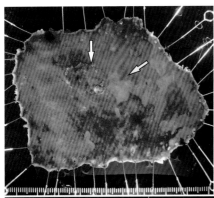

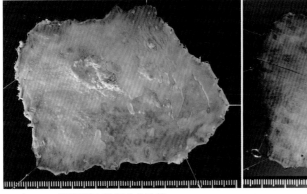

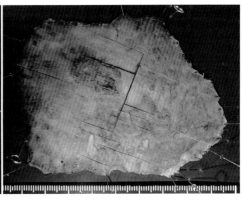

a
b | c

图2 切除标本的结果

a 新鲜切除的标本。标本中央有一扁平隆起性病变，周围0-Ⅱ型扩展范围难以通过肉眼诊断。白色箭头表示发红隆起性病变，黄色箭头指示小的凹陷。

b 固定标本。0-Ⅱa型病变的边界清晰，但0-Ⅱb型扩展诊断仍存在困难。

c 沿着长轴制成了完全分离标本。

的 PIT，不规则（**图1h**）。

综上所述，诊断为 0-Ⅱb+"Ⅱa"型的分化型 T1a 癌超过半周，根据 NBI-ME 的诊断进行标记（**图1i**），并进行 ESD 的一次性切除。口侧 ESD 为 10/12 周（**图1j**），肛侧 ESD 为 9/12 周左右（**图1k**），为预防术后狭窄，局部注射曲安奈德 50mg，完成手术。术后情况良好，不需要做扩张术。

病理学检查结果（图2） 在新鲜切除的标本中，发现标本中央有一个扁平隆起性病变，但周围 0-Ⅱb 型进展范围的肉眼诊断困难（**图2a**）。固定标本中 0-Ⅱa 型病变的边界清晰，但 0-Ⅱb 型扩展诊断仍然很困难（**图2b**）。沿着长轴制成了完全分离标本（**图2c**）。

0-Ⅱa 型部分为高分化型腺癌（**图2d**），

Desmin 染色清晰可见黏膜肌层双层化（**图2e**），癌与深层黏膜肌层（deep muscularis mucosae，DMM）接触，但未观察到黏膜下层浸润（**图2f**）。该检测结果为 MUC5AC 强阳性，MUC6、MUC2、CD10 部分阳性，是以胃型为主的混合型（**图2g**）。

最终病理诊断为 0-Ⅱb+"Ⅱa"，腺癌，tub1，pT1a-DMM，ly0，v0，pHM0，pVM0，45mm×43mm（**图2h**）。与白光图像对比，病变向 0-Ⅱa 型病变的前后壁和口侧有很大的进展，虽然很难用白光图像进行范围诊断，但使用 NBI-ME 可以做出正确的诊断（**图2i**）。ESD 溃疡在鳞状上皮中再生，但仍残留 COM3 的巴雷特黏膜。

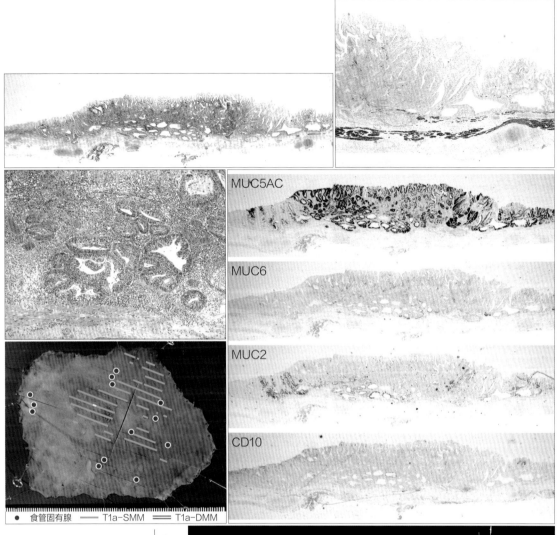

MUC5AC

MUC6

MUC2

CD10

● 食管固有腺　── T1a-SMM　══ T1a-DMM

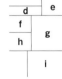

图2 （续）

d 0-Ⅱa型部分为高分化腺癌。

e Desmin染色。清楚地观察到两层化的黏膜肌层。

f 癌症虽与DMM接触，但未发现浸润到黏膜下层。

g 检测结果为MUC5AC强阳性，MUC6、MUC2、CD10部分阳性，是以胃型为主的混合型。

h 造影图像。

i 造影图像与白光图像的对比。NBI-ME可以做出正确的诊断。

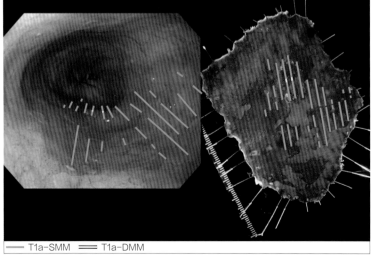

── T1a-SMM　══ T1a-DMM

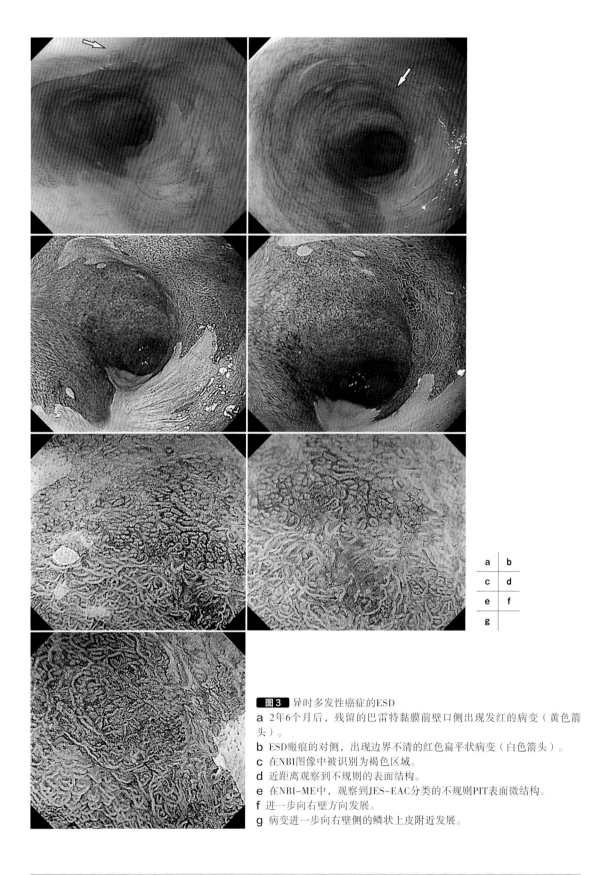

a	b
c	d
e	f
g	

图3 异时多发性癌症的ESD

a 2年6个月后，残留的巴雷特黏膜前壁口侧出现发红的病变（黄色箭头）。

b ESD瘢痕的对侧，出现边界不清的红色扁平状病变（白色箭头）。

c 在NBI图像中被识别为褐色区域。

d 近距离观察到不规则的表面结构。

e 在NBI-ME中，观察到JES-EAC分类的不规则PIT表面微结构。

f 进一步向右壁方向发展。

g 病变进一步向右壁侧的鳞状上皮附近发展。

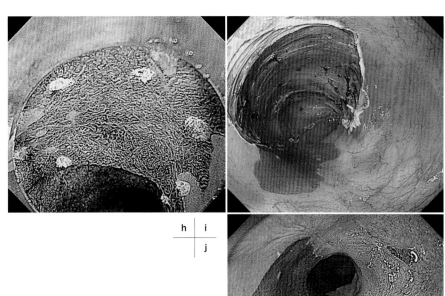

h i
   j

图3 （续）

h 用NBI-ME诊断了侧方范围进展，并进行了标记。

i 诊断为两处异时性多发癌，并进行了包括两处病变在内的ESD。

j 4个月后的内镜图像。由于残留3cm的巴雷特食管，因此决定实施阶段性ESD。

2年6个月后的内镜检查结果（图3）

此后，每年进行2次内镜监测，2年6个月后，残余巴雷特黏膜前壁开口侧边缘出现红色病变（**图3a**，黄色箭头）。在ESD瘢痕的另一侧，出现了边界不清的红色扁平状病变（**图3b**，白色箭头）。在NBI图像中，它被识别为褐色区域（**图3c**），并且在附近观察到不规则的表面结构（**图3d**）。在NBI-ME中，观察到JES-EAC分类的不规则PIT表面结构（**图3e**），并进一步向右壁侧进展（**图3f**）。在图像的上部观察到不规则PIT表面结构，在下部观察到不规则non-PIT表面结构。该病变进一步向右壁发展，已发展到鳞状上皮附近（**图3g**）。

根据上述诊断为两处异时性多发癌，用NBI-ME进行标记（**图3h**），并施行包括两处病变的ESD（**图3i**）。

2年6个月后的病理检查结果（图4）

在新鲜切除的标本中，白色箭头部分发现前壁0-Ⅱb型病变，黄色箭头部分发现口侧0-Ⅱb型病变（**图4a**）。**图4b**的第1、2、3部分的组织病理学图像分别显示在**图4c~e**中。口侧切缘的0-Ⅱb型病变为高分化腺癌，MUC5AC弱阳性，MUC6阴性，MUC2强阳性，是以肠型为主的混合型（**图4c**）。前壁侧的病变同样为高分化型腺癌，但MUC5AC强阳性，MUC6弱阳性，MUC2阴性，为胃型癌（**图4d**）。切片f中也存在高分化型腺癌，MUC5AC弱阳性，MUC6弱阳性，MUC2弱阳性，属于一种没有优势的混合型（**图4e**）。这第3个病变是1mm大小的0-Ⅱb型病变，在手术前无法诊断，但与新鲜切除的标本相比，可以确认为红斑。通过Desmin染色可以清楚地观察到两层化的黏膜肌层，且3个病变的浸润深度均为pT1a-SMM（**图4f**）。

最终病理诊断为：① 0-Ⅱb，腺癌，tub1，pT1a-SMM，ly0，v0，pHM0，pVM0，

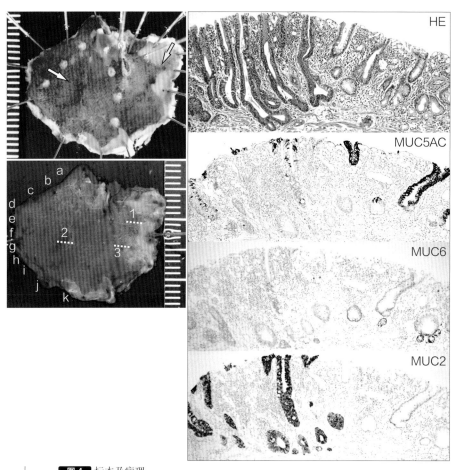

图4 标本及病理

a 新鲜切除的标本。黄色箭头部为口侧切缘0-Ⅱb型病变，白色箭头部为前壁侧0-Ⅱb型病变。

b 用龙胆紫染色后，制成了完全分离的标本。病变1、2、3的组织病理学图像分别显示在图c、d和e中。

c 口侧切缘0-Ⅱb型病变为高分化腺癌，MUC5AC弱阳性，MUC6阴性，MUC2强阳性，是以肠型为主的混合型。

2mm×2mm；② 0-Ⅱb，腺癌，tub1，pT1a-SMM，ly0，v0，pHM0，pVM0，11mm×4mm；③ 0-Ⅱb，腺癌，tub1，pT1a-SMM，ly0，v0，pHM0，pVM0，1mm×1mm。术后情况良好，在没有进行类固醇治疗或扩张术的情况下，形成了瘢痕。4个月后，内镜检查显示出COM3的巴雷特食管残留（**图3j**）。

阶段性ESD（图5～图7） 由于在第一次ESD后2年6个月，发现了3处异时性多发癌，因此判断残余巴雷特食管发生第5、第6个癌变的危险性较高，为了完全切除巴雷特黏膜，在ESD 6个月后实施了阶段性ESD。

由于2次ESD后呈轻度狭窄，残留的巴雷特黏膜占口侧周长的一半左右（**图5a**），另外，在残留的巴雷特黏膜对侧可见柱状上皮岛，但病变较小，因此决定随诊观察（**图5b**）。由于前2次ESD，肛侧略有狭窄，但内镜可无阻力通过（**图5c**）。虽然伴随着高度的纤维化，但ESD在没有任何并发症的情况下完成（**图5d**）。

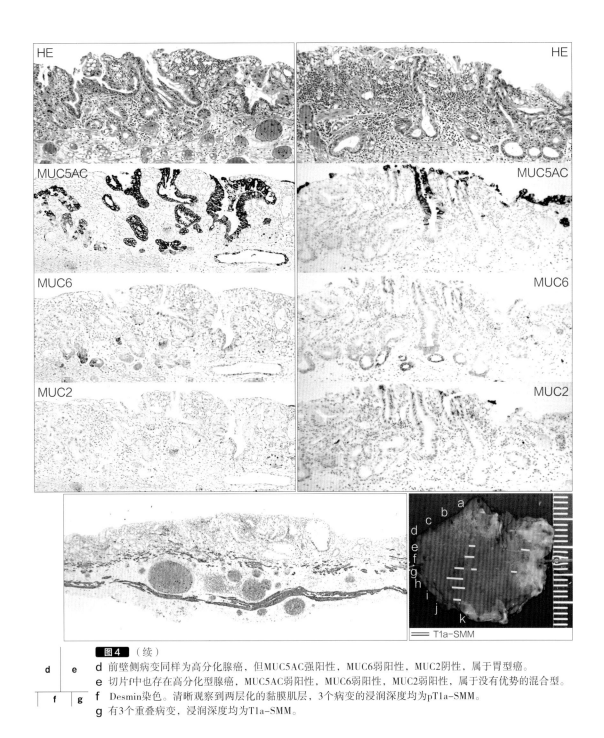

图 4 （续）

d 前壁侧病变同样为高分化腺癌，但MUC5AC强阳性，MUC6弱阳性，MUC2阴性，属于胃型癌。

e 切片f中也存在高分化型腺癌，MUC5AC弱阳性，MUC6弱阳性，MUC2弱阳性，属于没有优势的混合型。

f Desmin染色。清晰观察到两层化的黏膜肌层，3个病变的浸润深度均为pT1a-SMM。

g 有3个重叠病变，浸润深度均为T1a-SMM。

通过对切除标本进行碘染色可发现，鳞状上皮黏膜完全保留在残留的巴雷特黏膜的口侧，而 30mm×25mm 的残留巴雷特黏膜已被完全清除（**图6a**）。其组织病理学为贲门腺型巴雷特黏膜，未发现肿瘤（**图6b**）。

由于严重的纤维化，不得不在肌层附近剥离，因此断定进行类固醇的局部注射是危险的，口服泼尼松龙 40mg，每 5 天减量 5mg。1 周后，内镜复检未通过，因此进行了 15mm 内镜球囊扩张术（endoscopic balloon dilation，EBD）。

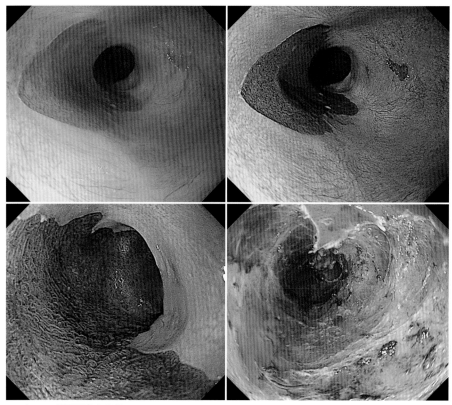

a	b
c	d

图5 阶段性ESD

a 由于2次ESD后呈轻度狭窄，残留的巴雷特黏膜占据了口侧约一半的面积。

b 在残余的巴雷特黏膜对侧发现柱状上皮岛。

c 由于前2次ESD导致肛侧轻微狭窄，但内镜可无阻力通过。

d 虽然伴有严重的纤维化，但还是顺利完成了ESD。

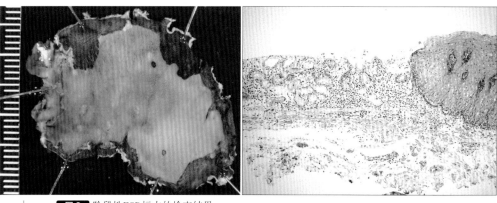

a	b

图6 阶段性ESD标本的检查结果

a 切除标本的碘染色图像。鳞状上皮黏膜完全保留在残留的巴雷特黏膜的口侧和侧面，残留的巴雷特黏膜被完全去除。

b 其组织病理为贲门腺型巴雷特黏膜，未发现肿瘤。

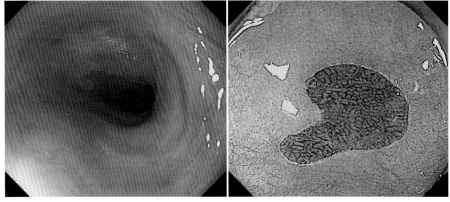

a | b　**图7** 8年后的内镜图像
a 没有发生异时性多发癌，巴雷特食管也完全鳞状上皮化。
b 对侧残留的柱状上皮岛没有变化。

总共需要 2 次 EBD，但没有狭窄，形成了瘢痕。阶段性 ESD 已经过去了 8 年，但此后没有发生异时性多发癌，巴雷特食管也完全变成了鳞状上皮（**图 7a**）。对侧残留的柱状上皮岛也没有变化，正在随诊观察中（**图 7b**）。

结果分析

1. LSBE的定义

欧美在 "prague C & M criteria" 中将 LSBE 定义为 M3 以上。在日本的定义为 "全周性 3cm 以上的巴雷特黏膜被定义为 LSBE"。目前尚不清楚为什么日本和欧美的定义不同，但是 LSBE 的异型增生和癌的发生率，一直以异时性多发癌的发生率为 M3 及以上的欧美标准进行研究。因此，日本似乎也应该将 LSBE 的定义改为 M3 以上。

2. ESD后对残留巴雷特食管的治疗

在欧美的指南中，建议对于巴雷特食管的高度异型增生和 T1a 的癌的可见病变进行内镜黏膜切除术（endoscopic mucosal resection，EMR）+ 残余巴雷特黏膜消融术。这是基于 EMR 后发生异时性多发癌的概率高达 15% ~ 30%。根据作者进行的一项多中心研究结果，总结了日本 13 个多中心的数据，巴雷特食管癌的异时性多发发生率为 1.1%，

低于欧美等国。据调查，日本的大部分食管腺癌（esophageal adenocarcinoma，EAC）来源于短节段巴雷特食管（short segment Barrett's esophagus，SSBE）。

日本的《食管癌治疗指南（2017 年版）》中称，"在日本，准确诊断巴雷特食管癌并进行内镜治疗的政策已经很普遍，对于治疗后残留的巴雷特食管应进行谨慎的随诊观察"，并且随诊观察是残余巴雷特食管的标准。

作者等采用欧美的定义，以 16 例发生于 LSBE 并接受了 ESD 治疗的自验 EAC 为实验对象，调查了异时性多发癌的发病率。调查结果显示，在非全周 ESD 后未对残余巴雷特黏膜进行追加治疗，随访的 6 例患者中有 2 例发现了异时性多发癌，其发病率与欧美报道的相同。另外，2 例异时性多发癌患者 ESD 结束后残余巴雷特黏膜长度均在 3cm 以上，而残余巴雷特黏膜长度不足 3cm 的 4 例患者中未发现异时性多发癌。综上所述，如果残留的巴雷特黏膜长度超过 3cm，则需要考虑本例中的阶段性 ESD。

巴雷特食管癌在日本也呈上升趋势，需要对其进行诊断并建立治疗体系。未来的任务是将 LSBE 定义为 M3 或更高级别，并规范 ESD 后残留巴雷特黏膜对 LSBE 中发生的 EAC 的治疗。

结语

在日本的食管癌处理条例中，LSBE 被定义为 C3 以上，但在欧美则被定义为 M3 及以上。由于 M3 以上的巴雷特发生异时性多发癌的风险很高，因此希望将日本对 LSBE 的定义从目前的 C3 以上更改为欧美标准的 M3 以上。

本例为发生于 LSBE 的异时多发性 EAC，其黏液性状多样，分别以胃型为主或以肠型为主，均为阴性。如此一来，由于 LSBE 中有多种致癌的可能性，异时性多发癌的发病率自然就很高。根据作者等研究者的调查结果来看，LSBE 中异时性多发癌的概率为 33%，应考虑对残余的巴雷特食管进行积极的治疗。

作者等研究者引入了阶段性 ESD 并取得了良好的效果，但今后还需要在多家机构进行前瞻性的测试，对其进行进一步的验证。

参考文献

[1]Shaheen NJ, Falk GW, Iyer PG, et al. ACG clinical guideline: diagnosis and management of Barrett's esophagus. Am J Gastroenterol 111: 30–50, 2016.

[2]Weusten B, Bisschops R, Coron E, et al. Endoscopic management of Barrett's esophagus: European Society of Gastrointestinal Endoscopy (ESGE) position statement. Endoscopy 49: 191–198, 2017.

[3]日本食道学会（編）．食道癌診療ガイドライン2017年版．金原出版，2017.

[4]Sharma P, Dent J, Armstrong D, et al. The development and validation of an endoscopic grading system for Barrett's esophagus: the prague C & M criteria. Gastroenterology 131: 1392–1399, 2006.

[5]Sharma P, Morales TG, Sampliner RE S. Short segment Barrett's esophagus–the need for standardization of the definition and of endoscopic criteria. Am J Gastroenterol 93: 1033–1036, 1998.

[6]日本食道学会（編）．臨床・病理食道癌取扱い規約，第11版．金原出版，2015.

[7]Conio M, Repici A, Cestari R, et al. Endoscopic mucosal resection for high-grade dysplasia and intramucosal carcinoma in Barrett's esophagus: an Italian experience. World J Gastroenterol 11: 6650–6655, 2005.

[8]Pech O, May A, Rabenstein T, et al. Endoscopic resection of early oesophageal cancer. Gut 56: 1625–1634, 2007.

[9]Pech O, Gossner L, May A, et al. Long-term results of photodynamic therapy with 5-aminolevulinic acid for superficial Barrett's cancer and high-grade intraepithelial neoplasia. Gastrointest Endosc 62: 24–30, 2005.

[10]Abe S, Ishihara R, Takahashi H, et al. Long-term outcomes of endoscopic resection and metachronous cancer after endoscopic resection for adenocarcinoma of the esophagogastric junction in Japan. Gastrointest Endosc 89: 1120–1128, 2019.

[11]Pech O, May A, Manner H, et al. Long-term efficacy and safety of endoscopic resection for patients with mucosal adenocarcinoma of the esophagus. Gastroenterology 146: 652–660, 2014.

[12]高橋亜紀子，小山恒男．Barrett食道腺癌内視鏡的切除後の長期予後―LSBEを中心に．胃と腸 56: 196–206, 2021.

Summary

Metachronous Multiple Cancers Diagnosed within Long–segment Barrett's Esophagus during Surveillance after Endoscopic Submucosal Dissection —The Usefulness of Stepwise Endoscopic

Submucosal Dissection
Tsuneo Oyama[1], Akiko Takahashi, Satoshi Shiozawa[2]

The patient was a 40–year–old man who had been referred to us for a detailed examination of an elevated lesion in the esophagus. A 0–IIa lesion was observed on the posterior wall of C3M6 LSBE (long–segment Barrett's esophagus); however, its boundaries were unclear. NBIME (magnified endoscopy with narrow–band imaging) revealed irregular surface structures on the outside of the lesion, leading to a diagnosis of 0–IIb+ "IIa" disease. ESD (endoscopic submucosal dissection) was performed to excise the entire lesion, and the final pathological diagnosis was of 0–IIb+ "IIa", adenocarcinoma, tub1, T1a–DMM, ly0, v0, HM0, VM0, 45×43mm, mixed with gastric type predominance. ESD ulceration turned into a scar without stenosis, and residual Barrett's esophagus was C0M3. Thereafter, endoscopic surveillance was performed twice a year. Two years and 6 months later, two metachronous cancers were found in the remaining Barrett's mucosa, and ESD was performed for both lesions. When whole–mount sections were prepared, a third lesion that had not been diagnosed prior to ESD was also found. All three lesions were T1a–SMM and curatively resected. The ulceration from the second ESD was regenerated with squamous epithelium, and vestigial remnants of C0M3 Barrett's mucosa were seen. As there was a high risk of metachronous multiple cancers relapse, stepwise ESD was performed 6 months after the second ESD for the remaining Barrett's mucosa. Because a local injection of triamcinolone was not feasible due to severe fibrosis, 40mg of oral prednisolone was administered; however, stenosis was observed and ESD had to be performed twice. The stepwise ESD ulceration was regenerated with squamous epithelium, and Barrett's esophagus itself was completely epithelialized. The patient is alive with no relapses for 8 years since then.

According to the Japanese guidelines for the management of esophageal cancer, endoscopic surveillance is the standard for residual Barrett's esophagus. However, as there is relatively high risk of metachronous multiple cancers in the residual Barrett's mucosa in LSBE, standardizing the treatment for residual Barrett's mucosa is considered necessary.

[1]Department of Endoscopy, Saku Central Hospital Advanced Care Center, Saku, Japan.

[2]Department of Pathology, Saku Central Hospital Advanced Care Center, Saku, Japan.

来源于 LSBE 的同时多发性浅表癌

小田 丈二 [1]

入口 阳介

水谷 胜 [2]

富野 泰弘 [1]

山里 哲郎 [2]

依光 展和 [1]

园田 隆贺

岸 大辅

清水 孝悦

中河原 亚希子

桥本 真纪子

山村 彰彦 [3]

细井 董三 [1]

摘要●患者是一名50多岁的男性。在LSBE的前壁侧及其内部发现病变。在右壁侧和后壁侧也发现了病变。在治疗方面,由于患者有精神发育障碍,家属不希望进行手术切除,另外,考虑到全周切除可能会导致狭窄,因此决定采用内镜分次切除的方法。内镜下同时切除了3个病变,病变A为pT1a-DMM,淋巴管浸润阳性,但应家属的要求,决定进行随访。初次治疗后约2年,出现异时性病变并经内镜切除。之后的随访情况良好,没有出现需要治疗的狭窄和多发病变,准备继续随访10年左右。

关键词   巴雷特食管腺癌   LSBE   多发性浅表癌   NBI 放大观察

[1] 東京都がん検診センター消化器内科   〒183-0042 東京都府中市武蔵台 2 丁目 9-2   E-mail : johjioda@gmail.com
[2] 東京都保健医療公社荏原病院消化器内科
[3] 東京都がん検診センター検査科

前言

日本的巴雷特食管大多数为短节段巴雷特食管(short segment Barrett's esophagus,SSBE),少数为长节段巴雷特食管(long segment Barrett's esophagus,LSBE)。虽然巴雷特食管腺癌有增加的倾向,但大部分是源于SSBE的癌,而源于LSBE的癌相对较少。此次由于经历了仅通过内镜治疗就能追踪病程的来源于LSBE的同时多发性浅表癌,因此进行了报告。

案例

患 者:50多岁,男性。

既往史:精神发育迟滞。

家族史:无特别记录事项。

生活史:不吸烟,不饮酒。

现病史:200X 年,患者在附近的医生那没有任何特殊症状的情况下接受上消化道内镜检查(esophagogastroduodenoscopy,EGD),发现食管内有广泛的病变,为了进行精细的检查和治疗,被介绍到本中心接受诊治。当初的医生解释说需要进行手术切除,但患者有精神发育迟滞,家属询问是否可以用内镜治疗代替手术治疗。

EGD 的检查结果及经过   第一次胃镜检查(EGD)(**图 1a、b**),以 LSBE(C6M11)为背景,发现距离门齿 32 ~ 35cm,前壁中央可见伴有颗粒状隆起的不规则黏膜(**图 1a** 显示主要病变 A 与多发病变 B、C 的位置关系)。

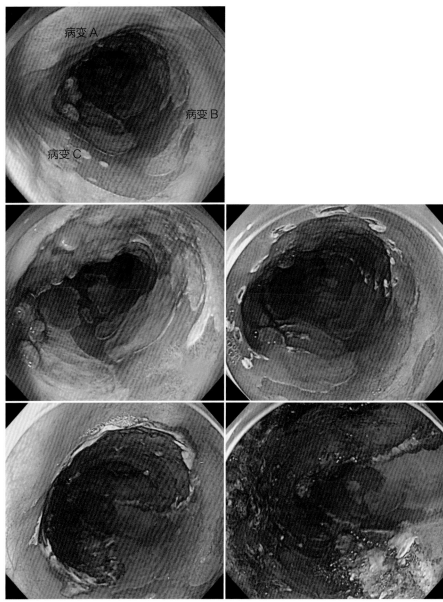

病变 A

病变 B

病变 C

a	
b	c
d	e

图1 内镜图像

a 第一次的正常内镜图像。显示了主要病变A和多发病变B、C之间的位置关系。

b 第一次的正常内镜图像。

c 在治疗期间内镜做标记后。

d、e ESD后。

在说明了全周切除导致的狭窄问题和内镜黏膜下剥离术（endoscopic submucosal dissection，ESD）后追加手术切除的可能性，家属强烈要求尽可能的缩短住院时间，不进行外科手术治疗，因此首先选择了内镜治疗主要病变 A。它被标记为如**图 1c** 所示，并通过 ESD 切除（**图 1d、e**）。

病理诊断（**图 1f ~ h**）是分化良好的腺癌，0- Ⅱ a+ Ⅱ c+ Ⅰ 型，42mm×28mm，pT1a-DMM，ly1，v0。虽然患者的淋巴管浸润呈阳性，

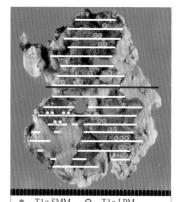

● T1a-SMM ○ T1a-LPM
● T1a-DMM ══ Ca.

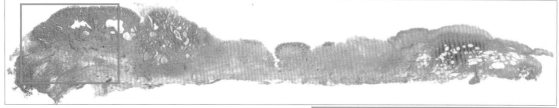

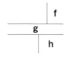

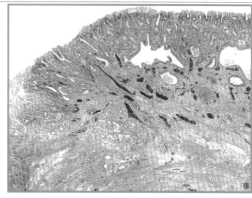

图1（续）

f 对比图。

g f的红线部分的放大图像。

h g的绿框部分的放大图像。pT1a-DMM浸润的病变。

但家属不愿再行手术切除，决定继续观察。由于肛侧的切缘呈阳性，2个月后再次行内镜检查追加切除了肛侧的残余病变。

接下来，显示了未被列入切除范围内的部位发现的多个病变的内镜图像。病变B位于病变A的ESD瘢痕对侧（**图2a**），可以通过窄带成像（narrow band imaging，NBI）中倍放大观察（**图2b**）将其识别为具有边界明确区域的病变。通过活检确认为肿瘤，采用内镜黏膜切除术（endoscopic mucosal resection，EMR）切除。治疗时的内镜检查（**图2c**）还显示出清晰的边界。病理诊断（**图2d ~ f**）为高分

化腺癌，0-Ⅱc+Ⅱa型，11mm×8mm，pT1a-SMM，ly0，v0。由于受活检的影响，病变中央肿瘤已经脱落。

病变C位于病变B的口侧后壁（**图3a**），NBI放大观察可以清晰地划分出病变边界（**图3b**）。与病变B同一天用EMR切除。初次检查8个月后，X线造影检查（**图3c**）显示，病变B、C都被描绘成腺上皮区，但还不能清楚地描绘出肿瘤的范围。病理诊断（**图3d ~ f**）为分化良好的腺癌，0-Ⅱc型，pT1a-SMM，ly0，v0。过程中CT检查未发现特别的异常，应家属要求，继续进行随

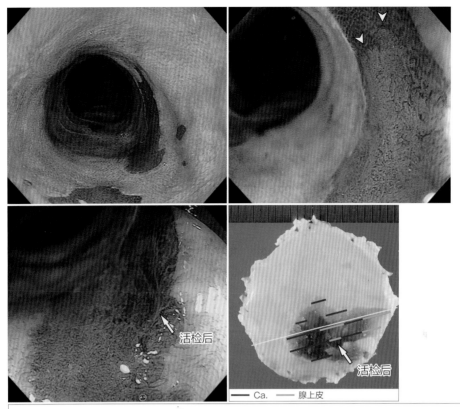

活检后

活检后

—— Ca. —— 腺上皮

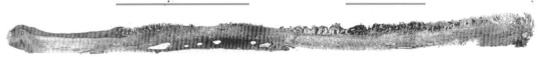

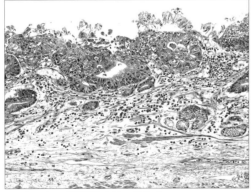

a	b
c	d
e	
f	

图2 内镜图像与病理

a 病变B的NBI图像。右壁侧发现病变B。

b 病变B的NBI中倍放大图像。右壁侧的边界清晰（黄色箭头）。

c 病变B治疗时的NBI图像。

d 对比图。

e d图中黄线部分的放大图像。绿线为肿瘤的范围。

f 观察到微结构不规则的癌。

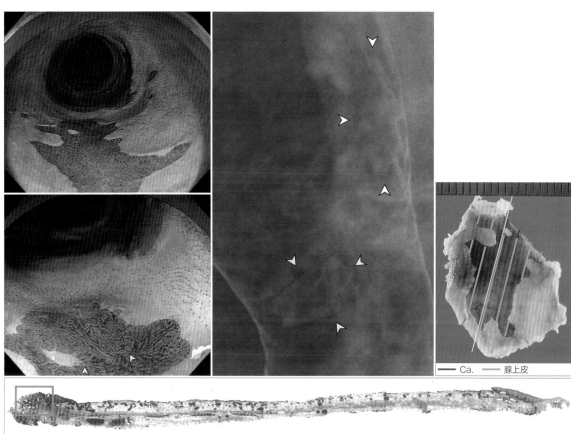

— Ca. — 腺上皮

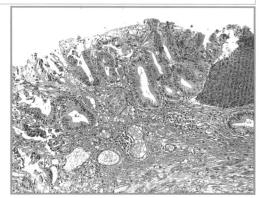

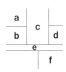

图3 内镜图像与病理

a 病变C的NBI图像。

b 病变C的NBI放大图像。病变的边界清晰（黄色箭头）。

c 食管X线双重造影图像。黄色箭头处为病变B（包括腺上皮区），白色箭头所围区域为病变C（包括腺上皮区）。

d 对比图。

e d图中黄线部分的放大图像。

f e图中绿框部分的放大图像。病变C肛侧的癌变部分。

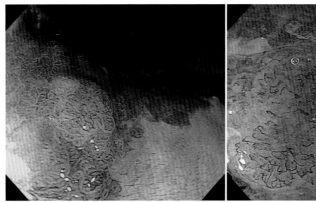

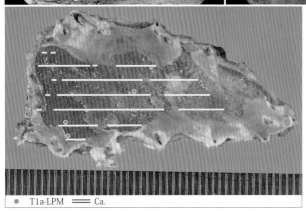

T1a-LPM · ═══ Ca.

图4 内镜图像与病理

a	b
c	

a NBI放大图像。食管胃结合处附近的异时多发性病变。

b NBI放大图像。观察到形成不规则网络的异常血管。

c 对比图。

访。周围残留的巴雷特黏膜通过 NBI 观察和活检的同时用氩等离子体凝固术（argon plasma coagulation，APC）进行烧灼。

初始治疗后大约 2 年，内镜检查显示在靠近食管胃结合部的另一个部位有异时多发性病变 D。由于在 NBI 放大观察中发现形成不规则的网状的异常血管（**图4a、b**），因此通过活检确认为肿瘤后，进行 ESD。病理诊断（**图4c**）为分化良好的腺癌，0-Ⅱc+Ⅱa 型，31mm×12mm，pT1a-LPM，ly0，v0。从第 1 次治疗开始已经过去了大约 10 年，但未发现需要特殊治疗的病变（**图5**）。

结果分析

虽然 LSBE 的发生率低于 SSBE，但腺癌的发病率较高，在日本，LSBE 与欧美相比极低。因此，源自 LSBE 的浅表型巴雷特食管腺癌很少见。但是，需要注意 LSBE 的高致癌率和多发性癌变，在内镜检查时必须仔细观察，充分考虑其可能性。

本病例最初建议进行手术切除，但考虑到患者自身的情况和家庭护理的需要，最终选择了内镜治疗。由于全周切除术需要住院以预防狭窄，例如扩张术，因此只切除主要病变 A，分两期切除多处病变，残余的巴雷特黏膜进行 APC 烧灼，在这种情况下，可用 NBI 进行放大观察，如果怀疑有肿瘤，则通过活检进行确认，并通过内镜切除术进行治疗。由于病变 A 为 pT1a-DMM，淋巴管浸润呈阳性，原本应该进行追加手术切除，但与家属协商后决定继续

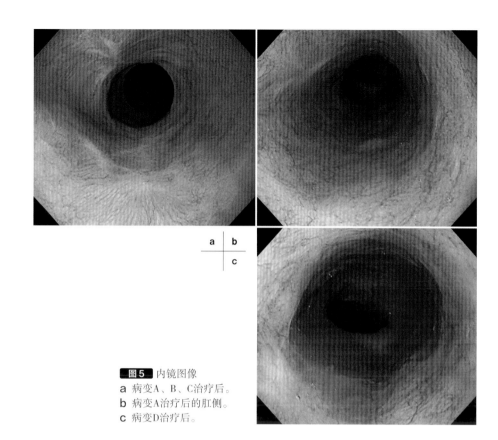

图5 内镜图像
a 病变A、B、C治疗后。
b 病变A治疗后的肛侧。
c 病变D治疗后。

观察。在肛侧有一部分出现了切缘阳性，一直有人指出很难诊断出源自LSBE的癌变的范围。虽然本文没有提及，但可以通过内镜切除残余病变。病变D等异时多发性病变也通过内镜下切除，从初始治疗开始随访约10年没有出现局部复发和异时性多发病变，之后可以继续追踪随访该病例，但如果没有患者和家属的配合，似乎不能单独使用内镜治疗来遵循该过程。内镜检查过程中，通过NBI放大观察的发现是有用的，本病例通过NBI观察可以识别同时存在的多个病变，有助于早期发现异时多发性病变。

结语

我们报告了一例来源于LSBE的同时性（和异时性）多发浅表型巴雷特食管腺癌病例。一般认为通过内镜下切除控制，随访时间大约为10年的病例很少见。今后，随着切除范围诊断能力和浸润深度诊断能力的不断提高，真诚地希望通过内镜早期发现和治疗控制源于LSBE的浅表型巴雷特食管腺癌成为普遍现象。

参考文献
[1]小池智幸，阿部靖彦，飯島克則，他．Barrett食道癌の内視鏡診断—通常観察での拾い上げ診断のポイント．胃と腸 46: 1800–1814, 2011.
[2]天野祐二，安積貴年，宇野吾一，他．LSBE由来表在型Barrett食道腺癌の診断と治療戦略．消内視鏡 26: 579–585, 2014.
[3]幕内博康．日本におけるBarrett食道癌の現状と今後の展望．日消誌 105: 1299–1308, 2008.
[4]天野祐二，安積貴年，坪井優，他．本邦におけるBarrett食道癌の疫学．日消誌 112: 219–231, 2015.
[5]西隆之，島田英雄，田島隆行，他．表在型Barrett食道癌の疫学．胃と腸 51: 1252–1258, 2016.
[6]河内洋，清水智樹，高松学，他．表在型Barrett食道癌の病理学的特徴．胃と腸 51: 1259–1268, 2016.
[7]小田丈二，入口陽介，水谷勝，他．表在型Barrett食道癌のX線診断．胃と腸 51: 1283–1298, 2016.
[8]石村典久，木下芳一．Barrett食道癌の疫学—欧米との相違．消内視鏡 26: 486–493, 2014.
[9]北村陽子，小山恒男，友利彰寿，他．NBI拡大観察が進展範囲診断に有用であった同時多発性Barrett食道腺癌の1例．胃と腸 46: 789–798, 2011.
[10]小山恒男，高橋亜紀子，依光展和，他．表在型Barrett食道癌の側方進展範囲診断．胃と腸 51: 1322–1332,

2016.

[11]高橋亜紀子，小山恒男，依光展和，他．側方進展範囲診断が困難であったLSBE同時多発癌の1例．胃と腸 51: 1373-1379, 2016.

[12]材木良輔，岡本浩一，北野悠斗，他．LSBE全体に及ぶBarrett食道腺癌の1例．日臨外会誌 77: 2936-2940, 2016.

[13]岩野正宏．long segment Barrett's esophagus（LSBE）に発生した食道腺癌の一例．京都消医会報 32: 25-31, 2016.

[14]高橋亜紀子，小山恒男．バレット食道癌に対するESDのコツとポイント．Gastroentrol Endosc 61: 287-294, 2019.

[15]藤崎順子，大前雅実，清水智樹，他．表在型Barrett食道癌の内視鏡診断―拾い上げ診断．胃と腸 51: 1299-1310, 2016.

[16]小池智幸，齊藤真弘，大原祐樹，他．食道腫瘍性病変の内視鏡診断―Barrett食道癌の診断．胃と腸 55: 514-529, 2020.

Summary

Simultaneous Multiple Superficial Adenocarcinomas Arising from Long Segment Barrett's Esophagus, Report of a Case

Johji Oda[1], Yousuke Iriguchi,
Masaru Mizutani[2], Yasuhiro Tomino[1],
Tetsurou Yamazato[2], Nobukazu Yorimitsu[1],
Takayoshi Sonoda, Daisuke Kishi,
Takayoshi Shimizu, Akiko Nakagawara,
Makiko Hashimoto, Akihiko Yamamura[3],
Tozo Hosoi[1]

A 50-year-old man was found to have LSBE（long-segment Barrett's esophagus）and a lesion on the inside of the anterior wall. Lesions were also detected on the right and posterior walls. He had a mental illness, and hence, the family did not want surgical resection. Moreover, because of a concern regarding stenosis associated with full-circle resection, we decided to perform endoscopic partial resection. We performed the endoscopic resection of three simultaneous lesions ; lesion A was T1a-pDMM and positive for lymphatic invasion ; however, the family decided to undergo follow-up. Approximately 2 years after the initial treatment, a metachronous lesion appeared that was endoscopically resected. The subsequent course was good, with no stenosis or multiple lesions requiring treatment, and we intend to follow up with the patient for approximately 10 years.

[1]Department of Gastroenterology, Tokyo Metropolitan Cancer Detection Center, Tokyo.
[2]Department of Gastroenterology, Ebara Hospital, Tokyo.
[3]Department of Pathology, Tokyo Metropolitan Cancer Detection Center, Tokyo.

一例罕见的 pT1a 低分化浅表型巴雷特食管腺癌

竹内 学[1]

中村 厚夫[2]

薄田 浩幸[3]

渡边 玄[4]

摘要●患者是一名60多岁的男性。常规的EGD在食管胃结合处发现直径8mm大的浅红色的轻度隆起性病变。在正常的观察中，表面比较光滑，附着薄薄的白苔。在NBI放大观察中，可见树枝状和网状的血管，也确认了一部分网状存在的血管。切除标本的浸润深度病理诊断为pT1a-DMM，是缺乏纤维间质的充实性纯低分化腺癌。单纯低分化腺癌在浅表型巴雷特食管腺癌中极为罕见，表面光滑、结构不清、树枝状/网状血管以及网状血管，这被认为是诊断充实性、低分化浅表型巴雷特食管腺癌的有用发现。

关键词   **低分化**   **巴雷特食管**   **巴雷特食管腺癌**   **ESD**   **NBI**

[1] 長岡赤十字病院消化器内科   〒940-2085 長岡市千秋 2 丁目 297-1
     E-mail : yasuzuka2000@yahoo.co.jp
[2] 新潟県立吉田病院内科
[3] 長岡赤十字病院病理診断部
[4] 新潟県立がんセンター新潟病院病理診断科

前言

巴雷特食管腺癌（Barrett's esophageal adenocarcinoma，BEAC）在日本也逐渐增多，关于其内镜检查结果的报道很多。但是，BEAC的组织学类型多为高分化型和中分化型，低分化型见于黏膜下层深处浸润区域，被发现时大多数情况下作为混合组织类型存在。也就是说，在BEAC的黏膜内（pT1a）低分化腺癌极为罕见，因此这些内镜检查结果尚未完全了解。

这一次，作者接诊了一例发生于短节段巴雷特食管（short segment Barrett's esophagus，SSBE）的pT1a-DMM低分化腺癌，我们报告了这一内镜检查结果。

案例

患 者：60多岁，男性。

主 诉：无特殊情况。

既往史：63 岁时采用氩等离子体凝固术（argon plasma coagulation，APC）治疗胃窦毛细血管扩张症（gastric antral vascular ectasia；GAVE），64 岁时采用内镜下食管静脉曲张套扎术（endoscopic variceal ligation，EVL）治疗酒精性肝硬化引起的食管静脉曲张，因门静脉血栓口服华法林®。

嗜好史：喝日本清酒 3 合 / 天（约 40 年，1 合 ≈ 180mL），吸烟 10 支 / 天（约 40 年）。

现病史：2017 年在另一家医院常规上消化道内镜检查（esophagogastroduodenoscopy，

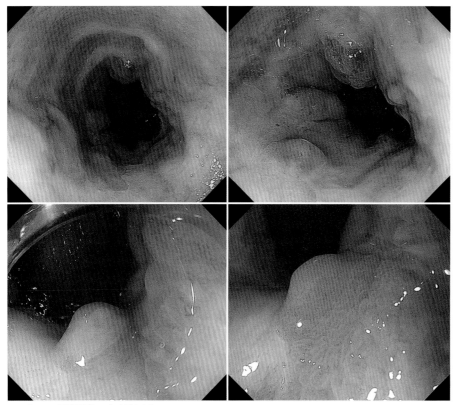

图1 正常内镜图像

a 下胸段食管可见EVL后瘢痕，后壁至右壁可见舌状柱状上皮。

b 在SSBE中发现了一个8mm大小、边界清晰、轻度发红的扁平的隆起性病变。

c 在隆起的倒置图像中，表面比较光滑，部分覆盖着白色的黏液。

d 用水冲洗后，可见隆起的肛侧边缘非常清晰，表面未见糜烂、溃疡等变化。

EGD）发现食管胃结合部（esophagogastric junction，EGJ）异常，经活检诊断为Group 5，为了进一步检查和治疗，转诊到笔者所在科室接受治疗。

入院时的现状：身高170cm，体重67kg，BMI 23，眼睑结膜苍白，眼球结膜无黄疸，无腹水，无可触及的浅表淋巴结。

入院时的检查结果：Hb 8.5g/dL 和 Ht 27.2% 确诊为贫血，血小板 $6.2 \times 10^4 \mu L$，白细胞 $2460 \mu L$，伴有全血细胞减少症。CEA 5.6ng/mL，SCC 1.9ng/mL，CYFRA 4.8ng/mL，肿瘤标志物略有升高。Child-Pugh 得分为 7 分。

正常内镜检查结果 下胸段食管可见 EVL 后瘢痕，后壁至右壁可见舌状柱状上皮（**图**

1a）。在局部放大图像中，确认胃大弯纵行皱襞口侧末端部分为 EGJ，口侧发现鳞柱状交界处（squamo columnar junction，SCJ），其间存在的柱状上皮被诊断为巴雷特食管。合并食管裂孔疝，后壁短节段巴雷特食管（short segment Barrett's esophagus，SSBE）内有 8mm 大小、边界清晰、轻微发红的扁平隆起性病变（**图1b**）。在隆起的倒镜图像中，表面比较光滑，部分覆盖着白色黏液（**图1c**）。用水冲洗后，发现隆起的肛侧边缘非常清晰，表面未见糜烂、溃疡等变化（**图1d**）。

NBI 联合放大内镜检查结果 病变部分呈具有区域性的茶色区（brownish area，BA），可见略微疏松的细小血管，隆起边缘呈比较完

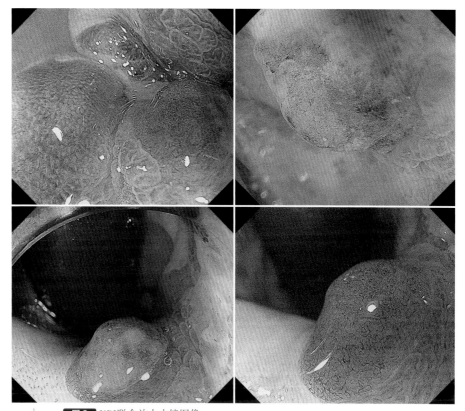

图2 NBI联合放大内镜图像

a 病灶呈区域性BA，可见略微疏松的细小血管，隆起边缘呈比较完整的绒毛状结构和裂开的腺口结构。

b 水浸下观察到，表面结构不清晰，仅能分辨出少量血管。

c 在倒置图像中可见表面附着一层薄薄的白苔，因此难以评估表面结构。

d 水洗去除黏液后，表面结构也不清楚，确认树枝状和网状血管，还确认了一些呈网状存在的血管。

整的绒毛状结构和裂开的 pit 结构（**图 2a**）。浸水下观察到，表面结构不清晰，仅能分辨出少量血管（**图 2b**）。在倒镜图像中可见，表面附着一层薄薄的白苔，因此难以评估表面结构（**图 2c**）。水洗去除黏液后，表面结构也不清楚，确认树枝状和网状血管，还确认了一些呈网状存在的血管（**图 2d**）。

综上所述，发生于 SSBE 的中分化至低分化腺癌中诊断为浸润深度 T1a-M，在向本人和家属充分说明后，采取内镜黏膜下剥离术（endoscopic submucosal dissection，ESD）的治疗策略。病变周围进行了环周标记（**图 3a**），虽然存在食管静脉曲张，一次性全部切

除病变并没有出现并发症（**图 3b**）。

切除标本的固定图像 切除的标本尺寸为 30mm×20mm，肿瘤直径为 7mm，有一个浅褐色、边缘清晰的轻微隆起（**图 4a**）。在病变中心附近切割，并进行了组织病理学检查（**图 4b**）。切除标本显示为低分化腺癌，如**图 4c** 中红线所示，与隆起部分重合，并在紫色虚线处有黏膜深层（deep muscularis mucosae，DMM）浸润。背景黏膜多为贲门腺黏膜，无特殊柱状上皮，在病变的肛侧发现食管固有腺体及其导管（**图 4c**）。

组织病理学检查结果 该病变为一种低分化腺癌，缺乏纤维化间质，其位置几乎与肉眼

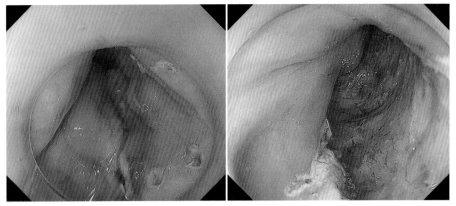

	a	b

图3 实施ESD

a 在病变周围进行了圆周标记。

b 虽然存在食管静脉曲张，但在病变一次性全部切除后，未出现并发症。

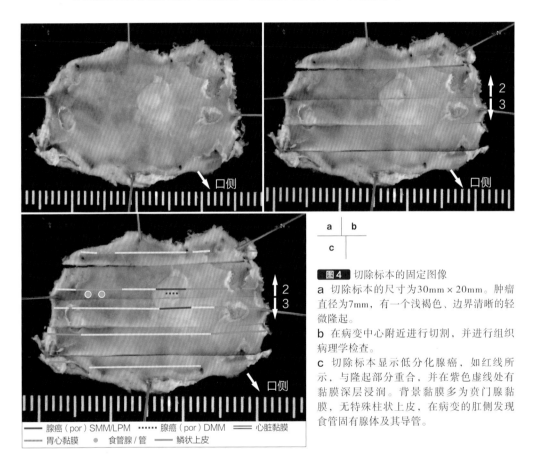

—— 腺癌（por）SMM/LPM ‥‥‥ 腺癌（por）DMM ══ 心脏黏膜
—— 胃心黏膜 ● 食管腺/管 ══ 鳞状上皮

	a	b
	c	

图4 切除标本的固定图像

a 切除标本的尺寸为30mm×20mm。肿瘤直径为7mm，有一个浅褐色、边界清晰的轻微隆起。

b 在病变中心附近进行切割，并进行组织病理学检查。

c 切除标本显示低分化腺癌，如红线所示，与隆起部分重合，并在紫色虚线处有黏膜深层浸润。背景黏膜多为贲门腺黏膜，无特殊柱状上皮，在病变的肛侧发现食管固有腺体及其导管。

隆起一致（**图5**）。在肿瘤肛侧的贲门腺黏膜附近（**图5b**）和肿瘤口侧的非肿瘤性鳞状上皮下（黏膜固有层）中观察到肿瘤进展（**图5c**）。小型癌巢浸润到隆起中央的黏膜肌层中

（**图5d**）。

通过Desmin染色证实了黏膜肌层的双层化（**图6a**）。癌细胞浸润黏膜深层，浸润深度为pT1a-DMM。另外，通过Ki-67染色发现所有

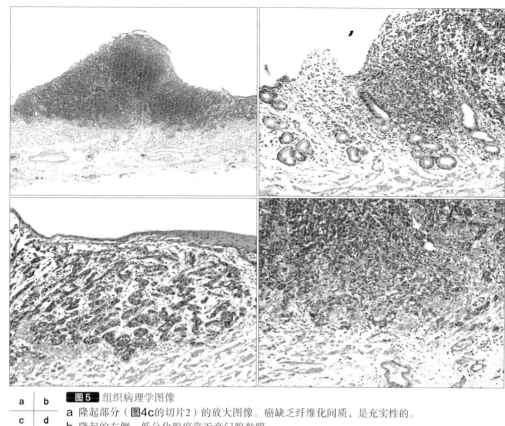

图5 组织病理学图像

a 隆起部分（**图4c**的切片2）的放大图像。癌缺乏纤维化间质，是充实性的。

b 隆起的左侧。低分化腺癌靠近贲门腺黏膜。

c 隆起的右侧。癌已经扩散到非肿瘤性鳞状上皮下。

d 隆起深处。小型癌巢已经浸润到黏膜肌层中。

层中都有阳性细胞（**图6b**），在p53染色中癌变部分也呈弥漫性阳性（**图6c**）。在黏液性状中，MUC2部分呈阳性（**图6d**），MUC5AC和MUC6只有极少部分呈阳性（**图6e、f**），肠型性质占优势（如果截断值为5%，那么性状是肠型）。虽然影像没有显示，但癌变部分CDX2呈弱阳性，CK7呈弥漫性阳性，CK20呈部分阳性。

综上所述，最终诊断为源于SSBE的腺癌（por），pT1a-DMM，INFb，ly0，v0，pHM0，pVM0，0-Ⅱa型，6mm×5mm，Ae。

结果分析

浅表型BEAC的主要组织学类型为高中分化型，而低分化腺癌多数为分化型腺癌浸润黏膜下层进展区域，多为组织混合型。根据西等对日本报道的病例统计显示，低分化主体的病变约占10%，其中大部分是比MP更深的晚期癌。事实上，唯一报道的浅表型BEAC中单纯低分化腺癌病例是细川等的黏膜下层浸润的病例。因此，关于浅表型BEAC的内镜特征，特别是NBI放大观察的检查结果，尚不清楚。如果是黏膜下层浸润的低分化腺癌在表层暴露，可显示出所谓的非结构化表现和扩张的不规则血管，像本病例一样，讨论黏膜内低分化腺癌的内镜检查表现对内镜医生来说是很重要的。

此常规内镜检查的特点是，相对光滑的隆起性病变，在用水冲洗之前附着一层薄薄的白苔。水洗后的表面比较偏红，由于白色区域在NBI放大观察中难以识别，因此判断其结构不

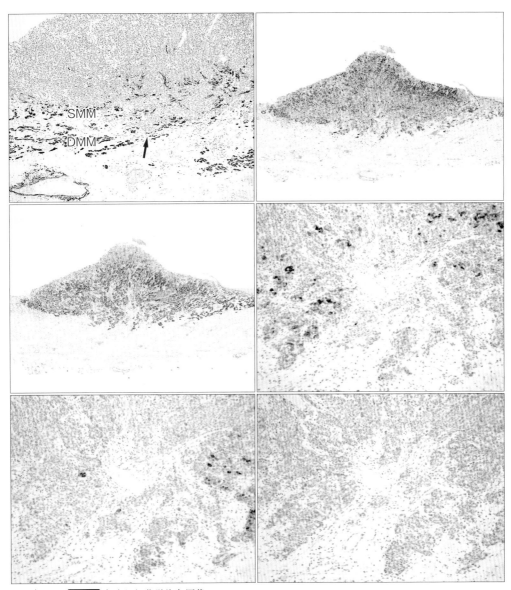

a	b
c	d
e	f

图6 免疫组织化学染色图像

a Desmin染色。浸润在双层黏膜肌层的深层黏膜肌层中（红色箭头部分），浸润深度为pT1a-DMM。

b Ki-67染色。在所有层中都发现了阳性细胞。

c p53染色。癌变部分呈弥漫性阳性。

d MUC2染色。部分呈阳性。

e MUC5AC染色。只有极少部分呈阳性。

f MUC6染色。只有极少部分呈阳性。

清晰，其特征还在于血管直径较细且呈树枝状 / 网状并且部分呈网状。草野等的早期胃癌中的隆起型低分化腺癌的特征是失去光泽的结节状褪色区域，可经常看到像不规则地图样的厚白苔，本病例也有白苔，水洗后褪色和轻度隆起的表现被认为与实性低分化早期胃癌的常规内镜表现相似。

隆起型早期胃癌呈现低分化腺癌的NBI观

察报道很少。在本病例中，由于组织病理学上未观察到表面微结构形成，因此表面结构不明确，并且可以推断出与胃癌中的凹陷型低分化腺癌一样，呈现出树枝状和网状的血管形态。关于其中一部分呈现网状形态的原因，是虽然没有形成腺管，但其低分化腺癌的间质内有相对规则的血管，因此表现出网状的血管走行。

关于浅表型 BEAC 淋巴结转移的风险，欧美仅限于 pT1b-SM1（黏膜下层分为 3 等份，上 1/3 或 500 μm），无淋巴管浸润，0-Ⅰ型或 0-Ⅱ型肉眼几乎没有淋巴结转移，被认为是低风险组。也有报告指出，在满足上述条件的前提下，将肿瘤直径在 20mm 以下的肿瘤纳入低风险组。在日本，相田等进行了一项多中心研究，作为低淋巴结转移的条件应满足以下 4 项：① T1b-SM1（SM 浸润距离 ≤ 500 μm）；②无低分化腺癌成分；③ INFa 或 INFb 浸润模式；④淋巴管浸润阴性。在作者报道的多中心共同研究（EAST组）中，分析了 311 例经手术或内镜切除的浅表型 BEAC 病例，浸润深度 SMM/LPM 癌和无危险因素的 DMM 癌未发现淋巴结转移 [病变直径在 3cm 以下，淋巴管浸润，黏膜深层（DMM）有低分化腺癌成分]，在没有 SM 癌危险因素的情况下（病变直径在 3cm 以下，淋巴管浸润，低分化腺癌成分比 DMM 更深），即使在巴雷特食管癌中，SM 500 μm 的转移率也是 0%。从这个结果可知，SM1 的定义同样是胃癌 500 μm 的浸润距离是合理的，对于浸润深度 LPM 以下的癌，不需要内镜切除后进行追加治疗，对于 DMM 癌和 SM1 的风险在决定追加治疗之前，应彻底在组织病理学上充分评估。本病例是没有高、中分化型成分的纯低分化腺癌，鉴于已经浸润到 DMM 内，需要进行外科手术等追加治疗，但以并发症等为由，采取了继续观察的方案，至今未发现复发情况。但在，在浅表型 BEAC 中，单独存在低分化腺癌的概率极低，多见于伴随浸润的晚期浸润区域，因此今后有必要对像本病例这样的浅表型 BEAC 的聚集和转移风险进行调查研究。

结语

我们报告了一个发生在 SSBE 中的极其罕见的单纯充实性低分化浅表型 BEAC 的案例。早期胃癌中充实性低分化腺癌的常规内镜检查结果可以作为参考，在 NBI 放大观察中，识别树枝状和网状血管以及表面结构不清的网状血管可能有助于诊断。

参考文献

[1]九嶋亮治，山田真善，谷口浩和，他．Barrett食道癌の深達度の評価と転移リスク．胃と腸 46: 1777-1787, 2011.
[2]西隆之，幕内博康，小澤壮治．本邦におけるBarrett食道癌の現状．小山恒男（編）．Barrett食道表在癌．日本メディカルセンター，pp 21-26, 2015.
[3]西隆之，幕内博康，島田英雄．Barrett食道癌の治療方針．Gastroenterol Endosc 47（Suppl 2）: 1859, 2005.
[4]西隆之，幕内博康，島田英雄，他．Barrett食道癌への対策．消臨 9: 84-88, 2006.
[5]細川治，海崎泰治，林裕之，他．食道胃接合部に発生し隆起型を呈した未分化型sm癌の1例．胃と腸 36: 703-707, 2001.
[6]竹内学，小林正明，渡辺玄，他．SSBEに発生したSM深部浸潤Barrett表在癌の1例．胃と腸 46: 799-807, 2011.
[7]草野敏臣，吉田茂昭，河村譲，他．未分化系腺癌を呈した隆起性早期胃癌の内視鏡像について．Prog Dig Endosc 15: 86-89, 1979.
[8]Pech O, Behrens A, May A, et al. Long-term results and risk factor analysis for recurrence after curative endoscopic therapy in 349 patients with high-grade intraepithelial neoplasia and mucosal adenocarcinoma in Barrett's oesophagus. Gut 57: 1200-1206, 2008.
[9]Manner H, May A, Pech O, et al. Early Barrett's carcinoma with "low-risk" submucosal invasion: long-term results of endoscopic resection with a curative intent. Am J Gastroenterol 103: 2589-2597, 2008.
[10]相田順子，石崎達郎，石渡俊行，他．表在型Barrett食道癌の転移・再発危険因子—第72回食道色素研究会多施設アンケート調査から．胃と腸 51: 1269-1282, 2016.
[11]竹内学，石原立，小山恒男，他．Barrett食道癌のリンパ節転移頻度と特徴—多施設共同研究の結果から．胃と腸 52: 329-338, 2017.

Summary

Superficial pT1a–DMM Barrett's Adenocarcinoma with Solid Growth Pattern and Poor Differentiation in Short–Segment Barrett's Esophagus, Report of a Case

Manabu Takeuchi[1], Atsuo Nakamura[2], Hiroyuki Usuda[3], Gen Watanabe[4]

A male in his sixties undergoing conventional esophagoscopy for surveillance was found to have a shallow 8mm elevated lesion with a marginal elevation at the esophagogastric junction. Conventional endoscopy showed that this lesion had a flat surface covered with thin whitish mucus and irregular microvessels with branched and reticular patterns or a network–like pattern. The endoscopicopically resected specimen was diagnosed as a poorly differentiated adenocarcinoma invading DMM with a solid growth pattern. Although this histological type is very rare in superficial Barrett's adenocarcinoma, in the case of this lesion with an unclear surface pattern that shows a smooth surface and corkscrew–like/network–like microvessel pattern, a differential diagnosis of a poorly differentiated adenocarcinoma may be important.

[1]Department of Gastroenterology, Nagaoka Red Cross Hospital, Nagaoka, Japan.

[2]Department of Internal Medicine, Niigata Prefecture Yoshida Hospital, Tsubame, Japan.

[3]Department of Pathology, Nagaoka Red Cross Hospital, Nagaoka, Japan.

[4]Department of Pathology, Niigata Cancer Center Hospital, Niigata, Japan.

EMR/ESD 后巴雷特黏膜的内镜治疗

——RFA——加拿大的现状

岩谷 勇吾[1-2]　　　岛村 勇人[2-3]　　　本田 宽和

小林 亮介　　　　　六车 直树[2-4]

[1] 信州大学医学部内科学第二講座
　　〒 390-8621 松本市旭 3 丁目 1-1
　　E-mail : yiwaya@shinshu-u.ac.jp
[2] Advanced Therapeutic Endoscopy Unit,
　　St. Michael's Hospital, University of Toronto
[3] 昭和大学江東豊洲病院消化器センター
[4] 德岛大学大学院医歯薬学研究部消化器内
　　科学

关键词　　RFA　消融疗法　EET　CE-N　CE-IM

前言

　　日本与欧美对巴雷特食管癌的内镜治疗的最大区别在于其治疗目标不同。在日本，通过内镜黏膜下剥离术（endoscopic submucosal dissection，ESD）对癌进行一次性完全切除病变后进行详细的随访，但在欧美，首先采用内镜黏膜切除术（endoscopic mucosal resection，EMR）或 ESD 切除癌，然后对残存的巴雷特黏膜进行射频消融（radiofrequency ablation，RFA）治疗和以冷冻治疗为代表的消融疗法（ablative therapy），最终目标是根除巴雷特黏膜并使其由鳞状上皮取代（**图1**）。

　　本文根据作者在加拿大多伦多大学圣迈克尔医院的临床经验，概述了欧美对巴雷特食管的 RFA 治疗，该医院是北美最大的巴雷特食管研究中心之一。

EET和RFA

　　为什么日本和欧美的治疗目标不同呢？主要原因是在欧美地区普遍是以高致癌风险的长节段巴雷特食管（long segment Barrett's esophagus，LSBE）为主。关于 LSBE 的致癌风险，虽然现在比以前估计的要低，但据最近的报道仍为 0.91%/ 年［包括 HGD（高度异型增生），在日本几乎是黏膜内癌的同义词］，比日本的幽门螺杆菌（*H. pylori*）相关性胃炎的致癌风险（0.5%/ 年）高。

　　鉴于 LSBE 的致癌风险如此之高，在欧美不仅通过 EMR/ESD 根除（eradication）癌和 HGD，还将残存的巴雷特黏膜作为治疗对象进行根除的内镜根除治疗（endoscopic eradication therapy，EET）已经成为主流。这个想法与日本早期胃癌进行 ESD 后，通过根除 *H. pylori* 以降低致癌风险是完全相同的。

　　作为该 EET 的治疗指标，采用 2 阶段治疗目标（**图2**），分别为完全根除肿瘤（complete eradication of neoplasia，CE-N）和完全根除肠上皮化生（complete eradication of intestinal metaplasia，CE-IM），其中 CE-N 在内镜和组

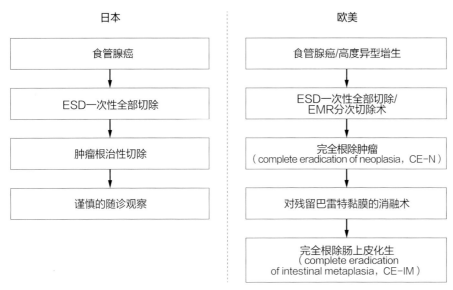

日本

食管腺癌

↓

ESD一次性全部切除

↓

肿瘤根治性切除

↓

谨慎的随诊观察

欧美

食管腺癌/高度异型增生

↓

ESD一次性全部切除/
EMR分次切除术

↓

完全根除肿瘤
（complete eradication of neoplasia，CE-N）

↓

对残留巴雷特黏膜的消融术

↓

完全根除肠上皮化生
（complete eradication
of intestinal metaplasia，CE-IM）

图1 日本与欧美巴雷特食管癌治疗策略的差异

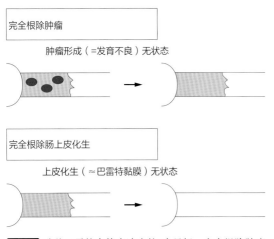

完全根除肿瘤

肿瘤形成（=发育不良）无状态

完全根除肠上皮化生

上皮化生（≈巴雷特黏膜）无状态

图2 欧美巴雷特食管癌治疗的2个目标。完全根除肿瘤（CE-N）和完全根除肠上皮化生（CE-IM）

织学上表示肿瘤已被根除，CE-IM 在内镜和组织学上表示巴雷特黏膜已被根除。为实现 CE-IM，最有说服力的是使用 RFA 对残余巴雷特黏膜进行消融治疗。

RFA的实践、效果和限制

RFA 通常不会与 EMR 或 ESD 在同一疗程中进行，首先在内镜下切除结节或黏膜不规则等可见异常的部位（visible lesion），并进行病理学评估，2 ~ 3 个月后重新进行内镜检查（**图3**）。此时，如果内镜下没有明显 visible lesion（判断残留的鳞状上皮上没有明显的 HGD 以上的异型增生），则进行 RFA。经常存在误解"欧美用 RFA 消融癌"，其实欧美的内镜医生也认为内镜切除是 HGD 和癌的治疗原则。根据残留巴雷特黏膜的大小选择 RFA 装置（**图4**），如果残留有 LSBE 等整个圆周和长黏膜，则选用球囊装置（Barrx™ 360 Express，Medtronic 制造）；如果是短巴雷特黏膜和柱状上皮岛等，则选用聚焦装置［如 Barrx™ 60 和 90RFA、TTS（经内镜）等］，每种类型的消融次数和消融输出都不同。

RFA 消融后的问题包括狭窄（5%）、疼痛（3%）和出血（1%）。术后，给予双倍剂量的质子泵抑制剂（proton pump inhibitor，PPI），并使用利多卡因（xylocaine®）和硫糖铝的混合物用于预防疼痛。之后，再过 2 ~ 3 个月复查内镜，如果发现有巴雷特黏膜残留，则继续追加 RFA。根据笔者所在医院的数据，达到 CE-IM 的中位时间为 15.2 个月，进行了 4 ~ 6 次的内镜检查。

关于 RFA 的影响，最新的 Meta 分析报告

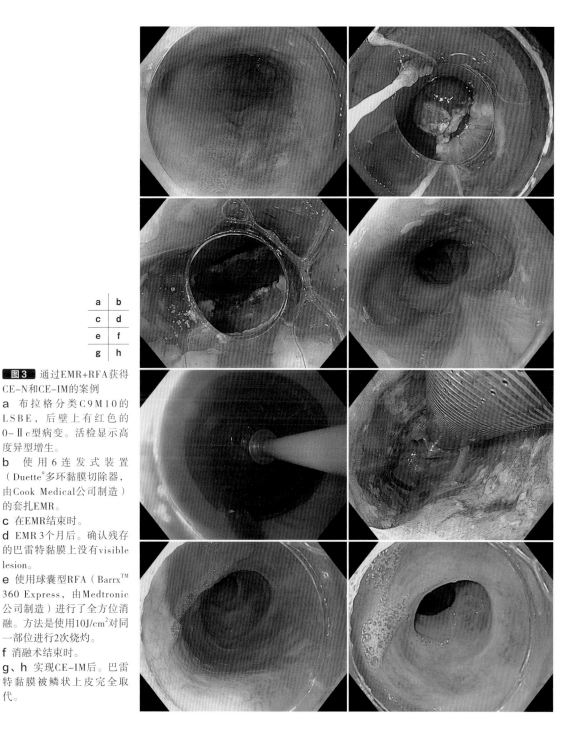

a	b
c	d
e	f
g	h

图3 通过EMR+RFA获得CE-N和CE-IM的案例

a 布拉格分类C9M10的LSBE，后壁上有红色的0-Ⅱc型病变。活检显示高度异型增生。

b 使用6连发式装置（Duette®多环黏膜切除器，由Cook Medical公司制造）的套扎EMR。

c 在EMR结束时。

d EMR 3个月后。确认残存的巴雷特黏膜上没有visible lesion。

e 使用球囊型RFA（Barrx™ 360 Express，由Medtronic公司制造）进行了全方位消融。方法是使用10J/cm²对同一部位进行2次烧灼。

f 消融术结束时。

g、h 实现CE-IM后。巴雷特黏膜被鳞状上皮完全取代。

显示，当进行EMR+RFA时，CE-N为93.4%，CE-IM为73.1%，癌症复发率为1.4%，IM复发率为16.1%，对于LSBE较多的欧美来说，取得了极为良好的局部控制效果。但是，也存在一定数量的抗RFA的巴雷特黏膜，即使进行了数年的治疗，巴雷特黏膜依然有残存的病例。控制胃酸反流是鳞状上皮再形成的重要因素，虽然通过胃底折叠术预防胃酸反流也可以达到

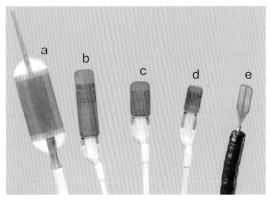

图4 RFA装置

a Barrx™ 360 Express。气囊装置周围有4cm电极，可以进行360°消融。

b~d Barrx™ ULTRA LONG（**b**）、90（**c**）、60（**d**）。它是一个聚焦装置，均安装在瞄准镜的尖端，电极以向上的角度压在黏膜上以进行消融。

e Barrx™ CHANNEL。内镜钳道型电极。电极虽小但操作简单。

〔由Medtronic公司提供〕

RFA 的效果，但仍有怀疑意见以及对其应用于治疗抗 RFA 的巴雷特黏膜存在争议。另外，还存在通过 RFA 将巴雷特黏膜埋入鳞状上皮下的埋藏型巴雷特黏膜问题。埋藏型巴雷特的系统评价虽然报告其概率仅为 0.9%，但也有可能是因为"掩藏"而没有对其存在进行诊断，因此很难计算出准确的概率。但是，岩谷在 2 年的留学期间，虽然经历了超过 300 例的巴雷特内镜治疗，但是没有一例被认为是由掩藏型巴雷特黏膜引起的晚期癌症，岩谷认为这在临床实践中不是问题。

结语

在日本，由于内镜诊断技术和 ESD 等治疗技术领先，而且内镜的普及性也非常好，因此通过癌的完全切除和细心的内镜随访，可以治疗大多数的巴雷特食管癌。但是，在医疗体制和保险制度不同的海外，日本的治疗策略未必能成为标准治疗。至少目前欧美的最优方案是 EMR+RFA，为了相互理解，了解欧美的治疗策略是很重要的。

参考文献

[1]Hamade N, Vennelaganti S, Parasa S, et al. Lower annual rate of progression of short-segment vs long-segment Barrett's esophagus to esophageal adenocarcinoma. Clin Gastroenterol Hepatol 17: 864–868, 2019.

[2]Uemura N, Okamoto S, Yamamoto S, et al. HelicoBEACter pylori infection and the development of gastric cancer. N Engl J Med 345: 784–789, 2001.

[3]Orman ES, Li N, Shaheen NJ. Efficacy and durability of radiofrequency ablation for Barrett's esophagus: systematic review and meta-analysis. Clin Gastroenterol Hepatol 11: 1245–1255, 2013.

[4]Desai M, Saligram S, Gupta N, et al. Efficacy and safety outcomes of multimodal endoscopic eradication therapy in Barrett's esophagus-related neoplasia: a systematic review and pooled analysis. Gastrointest Endosc 85: 482–495, 2017.

[5]Gray NA, Odze RD, Spechler SJ. Buried metaplasia after endoscopic ablation of Barrett's esophagus: a systematic review. Am J Gastroenterol 106: 1899–1908, 2011.

EMR/ESD 后巴雷特黏膜的内镜治疗

——冷冻疗法——德国的现状

小山 恒男[1]　　　高桥 亚纪子　　　Andreas Probst[2]

[1] 佐久医療センター内視鏡内科
　〒 385-0051 佐久市中込 3400 番地 28
　E-mail：oyama@coral.ocn.ne.jp
[2] Department of Gastroenterology, University
　Hospital Augsburg, Germany

关键词　巴雷特　消融　冷冻疗法

前言

在欧美，巴雷特食管浅表型癌的标准治疗是 visible lesion 的 EMR+ 残余巴雷特黏膜消融治疗。主要的消融疗法是射频消融（radiofrequency ablation，RFA），但近年来，一种新的球囊冷冻疗法被开发并应用于临床。本文将对德国冷冻疗法的现状进行说明。

冷冻疗法的概念

冷冻疗法（cryotherapy）是一种通过将病变部位暴露于极低的温度下，使细胞内和细胞外迅速冻结，以致细胞坏死的治疗方法，它是在 20 世纪 90 年代发展起来的。最初采用喷雾冷冻疗法，通过内镜钳孔将液氮和二氧化碳喷洒在巴雷特黏膜上，但近年来，已经开发出一种球囊喷雾的方法并将其应用于临床。

冷冻疗法的实践

患者是一名 70 岁出头的德国女性。她被转诊到奥格斯堡大学，以治疗发生在长节段巴雷特食管（long segment Barrett's esophagus，LSBE）中的食管腺癌（esophageal adenocarcinoma，EAC）。首先对 EAC 进行了内镜黏膜下剥离术（endoscopic submucosal dissection，ESD），最终病理诊断为高分化型黏膜内癌。9 个月后，按计划使用冷冻疗法对残余巴雷特黏膜进行消融。

冷冻治疗前的内镜图像显示从前壁到左壁有鳞状上皮再生的 ESD 瘢痕（**图 1a**）。插入专用导管（**图 1b**）并扩张球囊，可以清楚地看到残余的巴雷特黏膜（**图 1c**）。在这种状态下，调整喷雾器的位置并开始冷冻治疗（**图 1d ~ f**）。治疗结束后立即拔除导管，观察食管内部，可见巴雷特黏膜结冰（**图 1g**）。

第 2 天形成了较深的溃疡，因胸痛需要使用止痛药（**图 2**）。但胸痛情况迅速好转，48 h 后出院。6 个月后的内镜检查显示，有部分巴雷特黏膜残留，但没有狭窄（**图 3a**）。此后，巴雷特黏膜岛采用氩等离子体凝固术（argon plasma coagulation，APC）进行消融（**图 3b**）。

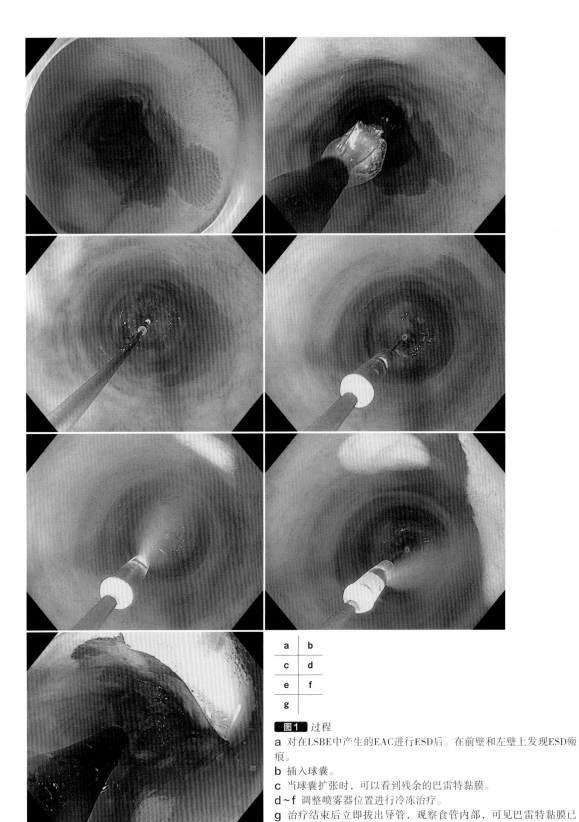

a	b
c	d
e	f
g	

图1 过程

a 对在LSBE中产生的EAC进行ESD后。在前壁和左壁上发现ESD瘢痕。

b 插入球囊。

c 当球囊扩张时，可以看到残余的巴雷特黏膜。

d~f 调整喷雾器位置进行冷冻治疗。

g 治疗结束后立即拔出导管，观察食管内部，可见巴雷特黏膜已结冰。

德国针对浅表型巴雷特食管肿瘤的基本治疗策略

在欧美，巴雷特食管肿瘤分为低度异型增生、高度异型增生和 EAC。如果诊断为高度异型增生或 EAC 时，首先对 visible lesion 进行内镜黏膜切除术（endoscopic mucosal resection，EMR），如果通过切除标本的组织病理学检查诊断为 pT1b 的 EAC，则追加食管切除术。如果诊断为高度异型增生或 EAC 达到 pT1a 时，建议对残留的巴雷特黏膜进行 ablation（消融治疗）。这一点是与日本指南的主要区别，日本指南建议在内镜下切除 EAC 后进行监测。究其原因，虽然欧美多为 LSBE，而 LSBE 多为多发性癌，但在日本则以短节段巴雷特食管（short segment Barrett's esophagus，SSBE）为主，异时性多发癌的发生率较低。

冷冻疗法的定位

Canto 等报告对 41 例患者进行了冷冻治疗，治疗次数中位数为 3 次，1 年后肿瘤无复发率为 95%，肠上皮化生无复发率为 88%。主要的不良反应是疼痛，27% 的患者在治疗后立即需要使用镇痛剂，但 24 h 后有 4.9% 患者的情况得到迅速改善。虽然狭窄发生率为 9.8%，但行

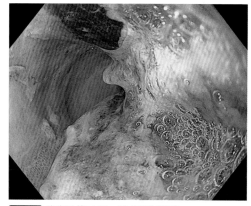

图2 治疗后第二天，形成了深溃疡

球囊扩张术的中位数 1 次后即可得到改善，未观察到穿孔的病例。报告显示，1 年后肿瘤消失率为 95%，肠上皮化生消失率为 88%，均显示效果良好。

消融术的主流是 RFA，但由于 RFA 使用球囊型或刮刀型电极进行消融，因此无法在直视情况下消融巴雷特黏膜。而冷冻疗法的优点是可以隔着透明的球囊进行消融，因此可以实现更精确的消融。

未来需要积累更多病例，研究区分使用 RFA 和冷冻疗法。

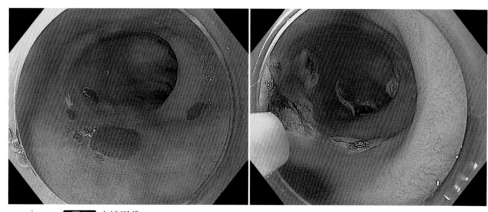

a | b

图3 内镜图像
a 6个月后的内镜检查显示，有部分巴雷特黏膜残留，但没有狭窄。
b 残余的小巴雷特黏膜被APC消融。

参考文献

[1]Shaheen NJ, Falk GW, Iyer PG, et al. ACG clinical guideline: diagnosis and management of Barrett's esophagus. Am J Gastroenterol 111: 30–50, 2016.

[2]Bennett C, Vakil N, Bergman J, et al. Consensus statements for management of Barrett's dysplasia and early-stage esophageal adenocarcinoma, based on a Delphi process. Gastroenterology 143: 336–346, 2012.

[3]Orman ES, Li N, Shaheen NJ. Efficacy and durability of radiofrequency ablation for Barrett's esophagus: systematic review and meta-analysis. Clin Gastroenterol Hepatol 11: 1245–1255, 2013.

[4]Phoa KN, van Vilsteren FG, Weusten BL, et al. Radiofrequency ablation vs endoscopic surveillance for patients with Barrett esophagus and low grade dysplasia: a randomized clinical trial. JAMA 311: 1209–1217, 2014.

[5]Pasricha PJ, Hill S, Wadwa KS, et al. Endoscopic cryotherapy: experimental results and first clinical use. Gastrointest Endosc 49: 627–631, 1999.

[6]Canto MI, Shaheen NJ, Almario JA, et al. Multifocal nitrous oxide cryoballoon ablation with or without EMR for treatment of neoplastic Barrett's esophagus (with video) . Gastrointest Endosc 88: 438–446, 2018.

[7]Abe S, Ishihara R, Takahashi H, et al. Long-term outcomes of endoscopic resection and metachronous cancer after endoscopic resection for adenocarcinoma of the esophagogastric junction in Japan. Gastrointest Endosc 89: 1120–1128, 2019.

早期胃癌研讨会病例

一例有黄色瘤样改变的无蒂锯齿状腺瘤 / 息肉并伴细胞异型增生

吉田 直久 [1]　　　岸本 光夫 [2]　　　安田 律 [1]

村上 贵彬　　　　广濑 亮平　　　　井上 健

土肥 统　　　　　森永 有纪子 [2]　　小西 英一

稻田 裕 [3]　　　　伊藤 义人 [1]

早期胃癌研讨会病例（2017 年 6 月）

[1] 京都府立医科大学大学院医学研究科消化
器 内科学
〒602-8566 京都市上京区河原町广小路上
る 梶井町 465
E-mail：naohisa@koto.kpu-m.ac.jp

[2] 同 人体病理学

[3] 京都府立医科大学附属北部医疗センター

摘要●患者是一名70多岁的男性。主诉为鲜血便。现病史：为了明确鲜血便和CEA水平偏高原因，就近医院进行结肠镜检查，并在横结肠中发现病变，为了进行详细的检查和治疗，他被转诊到我们科室。白光观察可见直径22mm的表面隆起性病变，表面光滑，整体发白。BLI放大观察显示，整个病灶的表面微结构（surface pattern）呈圆形或椭圆形，微血管结构（vessel pattern）在白色区域可见相对清晰的毛细血管。靛胭脂染色放大观察，发现窝间部有白色变化，有一个稍大的圆形pit。在白色变化小的区域pit部分观察到锯齿状变化。综合怀疑为有锯齿状变化的黄色瘤，实施内镜治疗。组织病理学诊断为有黄色瘤样改变的无蒂锯齿状腺瘤/息肉并伴细胞异型增生。本文结合文献对自验案例进行了综述报告。

关键词　蓝激光成像　大肠黄色瘤　无蒂锯齿状腺瘤 / 息肉

前言

黄色瘤可发生在整个消化道，但发生在大肠的情况比较少见。根据以前的报道，病变的性状通常以特征性的白色、扁平的微小隆起和小隆起为特征。这次作者等研究者通过蓝激光成像（blue laser imaging，BLI）进行放大观察，经详细病理检查确认为直径为 22mm 的黄色瘤样改变，无蒂锯齿状腺瘤 / 息肉（sessile serrated adenoma/polyp，SSA/P）伴细胞异型增生，因此可通过查阅文献来介绍它。

案例

患　者：70 多岁，男性。

主　诉：鲜血便。

现病史：为明确鲜血便和高 CEA 水平原因，就近医院进行结肠镜检查。发现横结肠病变，为了进行详细的检查和治疗，转诊到我们科室。

既往史：自 60 多岁开始，他一直在接受糖尿病和慢性阻塞性肺病的治疗。

家族史：无特殊。

内镜检查结果　正常观察发现横结肠肝曲部分有表面隆起型病变，直径约为 20mm，伴

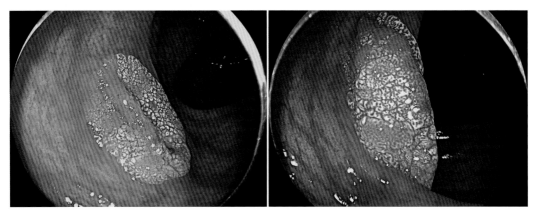

a | b

图1 白光图像。横结肠表面隆起型病变的直径为22mm。病变的表面质地光滑，整体可见白色调的变化，但在病变中央和肛侧稍左也有较小的白色变化区域

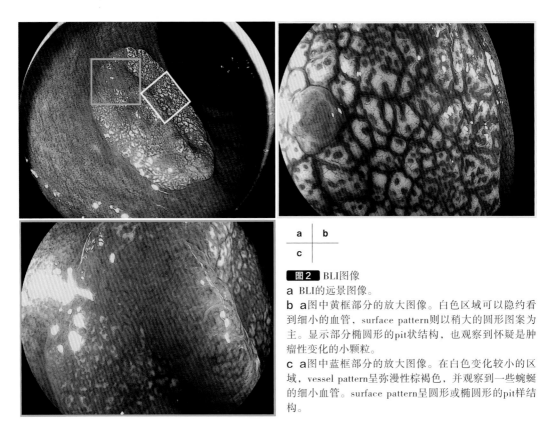

a | b
c

图2 BLI图像

a BLI的远景图像。

b a图中黄框部分的放大图像。白色区域可以隐约看到细小的血管，surface pattern则以稍大的圆形图案为主。显示部分椭圆形的pit状结构，也观察到怀疑是肿瘤性变化的小颗粒。

c a图中蓝框部分的放大图像。在白色变化较小的区域，vessel pattern呈弥漫性棕褐色，并观察到一些蜿蜒的细小血管。surface pattern呈圆形或椭圆形的pit样结构。

有略微发红的白色颗粒样变化（**图1**）。BLI放大观察发现，surface pattern的整个病变呈圆形或椭圆形的pit样结构。

在vessel pattern中，没有观察到所谓的network状血管［JNET（日本NBI专家组）2A型］，但在白色区域（**图2a、b**）中毛细血管相对清晰。在白色变化较少的区域（**图2a、c**）也有类似的血管发现，但由于背景不是白色，所以看不清楚。靛胭脂染色放大观察，可见白色区域（**图3a、b**）的白色变化主要出现在窝间区域，包括导管开口在内的表层未见锯齿状变化。与此相对，在边缘白色变化小的区域（图

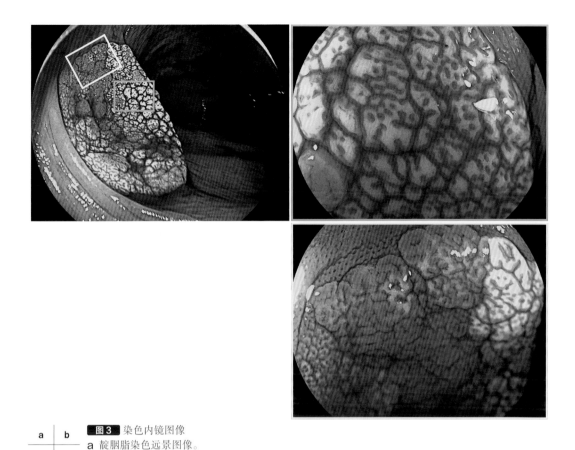

图3 染色内镜图像

a 靛胭脂染色远景图像。

b a图中蓝框部分的放大图像。白色变化主要见于窝间区，白色区可见一个稍大的圆形pit。

c a图中黄框部分的放大图像。白色变化较小的区域是以圆形pit为主体，并且部分怀疑为锯齿状变化。

3a，c），发现腺管开口和窝间表层怀疑有锯齿状变化。

　　根据上述检查结果，认为该病变伴有锯齿状改变的上皮下组织内存在某些物质的积累，另外从病变直径怀疑部分病变可能伴有癌前病变，通过内镜进行了一次性全部切除。

　　内镜下的切除标本　病变尺寸为22mm×18mm，表面光滑，肉眼观察切缘阴性（**图4**）。可以将内镜图像和切除的标本进行比较，如图5所示，并如图5c所示制备载玻片（**图6**）。

　　组织病理学检查结果　整个病变由一个细长、扩张的隐窝组成，隐窝腔内缺乏锯齿状变化，呈桶状，但多处有不规则的分支和底部向水平方向变形（**图7a**）。细胞核呈圆形且有规律地排列在基底侧（**图7b**）。在免疫组织化学染色中，显示annexin A10在部分细胞核（10%以上）中呈阳性（**图8a**），Ki-67阳性细胞在隐窝内呈不对称分布（**图8b**），MUC2呈弥漫性阳性（**图8c**），腺体底部呈MUC6阳性（**图8d**），具有SSA/P的特征。然而，MUC5AC为阴性（**图8e**），CD10为阴性（**图8f**），且BRAF和KRAS均为野生型。

　　另一方面，以黏膜固有层的浅表上皮正下方为主，具有丰富泡沫囊泡的细胞常呈簇状存在（**图7b**）。该细胞为CD68阳性（**图8g**），泡沫物包裹在亲脂蛋白阳性膜中（**图8h**）。经过Alcian blue染色和淀粉酶处理后的PAS反应和Schmorl反应均为阴性。由此可以判断，泡沫状细胞是吞噬脂质的巨噬细胞，即黄色瘤样变化，在内镜图像上呈白色的区域，

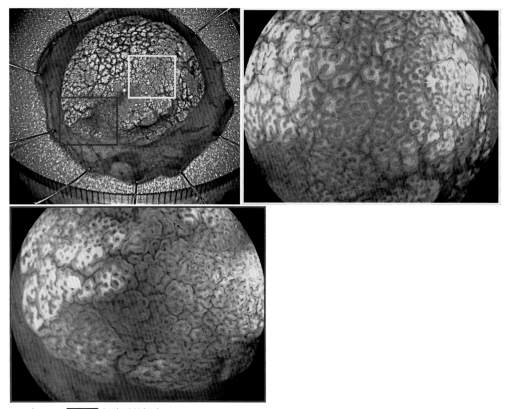

a	b
c	

图4 切除后的标本

a 病变为22mm×18mm且表面光滑。肉眼切缘呈阴性。

b a图中黄框部分的放大图像。

c a图中红框部分的放大图像。在白色部分和白色变化少的区域通过放大观察都观察到稍大的圆形pit。

聚集现象明显。与此相对，在白色变化不明显的区域几乎没有观察到巨噬细胞，淋巴细胞和浆细胞浸润明显（**图9**）。

此外，虽然病变内细胞异型性不强，但显示出融合管状结构异型性（**图10a、b**），Ki-67染色显示具有高增殖活性的区域（**图10c**）（直径1mm），但没有p53蛋白的过度表达（**图10d**），并且还没有观察到错配修复基因蛋白的表达丢失（**图10e~h**）。

根据以上结果，我们诊断为有黄色瘤样改变的SSA/P并伴细胞学异常增生。

结果分析

这个病变是大肠癌研究组项目委员会提出的，因为组织病理学上，腺体底部的隐窝扩张、水平扩张和分叉占整个病灶的10%以上，由于符合SSA/P的诊断标准，故患者被诊断为SSA/P。此外，在免疫组化方面对SSA/P呈阳性的annexin A10在部分细胞核中也呈阳性，显示出微小空泡状细胞和杯细胞型黏液细胞混合在一起，从这一点来看，也可以支持它是SSA/P。

但隐窝腔缺乏锯齿状改变，呈桶状，开口狭窄，MUC5AC阴性，另外被认为是SSA/P起源的微泡型增生性病变（microvesicular type hyperplastic polyp，MVHP）特有的BRAF突变也未得到证实，因此包括其起源在内均被认为是非典型的SSA/P。

黄色瘤一般多在慢性萎缩性胃炎背景下的胃内，并且在内镜图像上观察到特征性的黄白色病变（**图11a**），它被认为是提示幽门螺杆

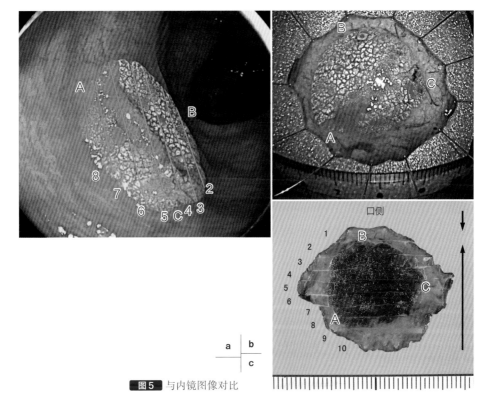

与内镜图像对比

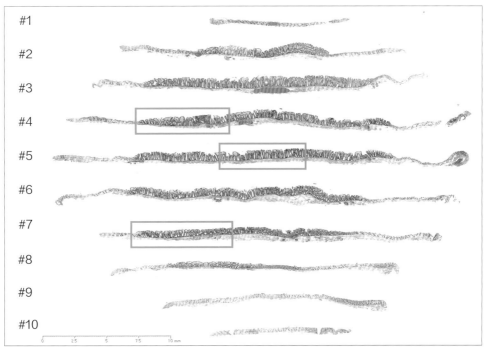

切除后标本的放大图像。SSA/P伴黄色瘤样改变的细胞异型增生，0-Ⅱa，22mm×18mm

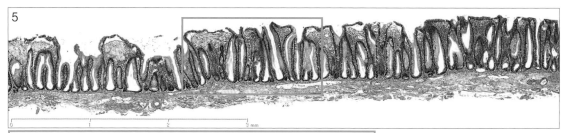

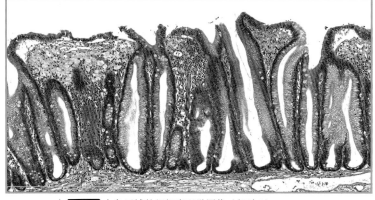

a

b

图7 白色区域的组织病理学图像（切片5）

a 图6中#5蓝框部分的放大图像。以隐窝的延长和扩张为特征的边界清晰的黏膜内病变。隐窝底部有不规则分叉和水平变形。隐窝的扩张呈烧瓶状，隐窝开口处轻微扩张。

b a图中蓝框部分的放大图像。大部分隐窝上皮细胞的胞体呈微小空泡状，部分散在分布有杯细胞型黏液囊泡。另外，以黏膜固有层的浅表上皮正下方为主体，具有丰富泡沫状胞体的细胞聚集巢状存在。

菌（*H. pylori*）感染的发现之一。它在食管和大肠中属于一种相对罕见的疾病，其内镜图像显示类似于胃的白色病变，但其病因不明（**图11b**）。在组织病理学上，所有黄色瘤都显示出黏膜内吞噬脂质的巨噬细胞聚集的图像，作为巨噬细胞标志物的 CD68 染色对鉴别有效。

我们查阅了有关大肠黄色瘤的文献，总结了包括本病例在内的 44 例病例（**表1**）。最常见于乙状结肠（61.4%），其次是直肠（34.0%）。据现有报告可知，病变直径为 1 ~ 15mm，肿瘤平均直径为 4.5mm，以小病变为主。与之前报道的病例相比，该病例病变存在于横结肠，直径为 22mm，是迄今为止最大的病变直径，被认为是极其罕见的一个病例。59.4% 的色调呈白色或黄色，肉眼型多为浅表型，这一点与本案例相符。

关于病理学的研究，Nakasono 等在对 25 例大肠黄色瘤患者的研究中发现，有 19 例

（76%）出现增生性改变，绝大多数出现在增生性病变中。在 19 例中有 4 例发现了锯齿状腺管。然而，由于 2004 年该报告发表时还没有确立 SSA/P 的概念，因此没有提及它与 SSA/P 的关联性。

关于该病变的发展进程，虽然不典型，但在整个病变处均可观察到 SSA/P 的表现，部分可见黄色瘤样改变。根据上述分析，可以推测是发生了 SSA/P，并且由于某种原因在黏膜固有层发生了黄色瘤样改变。SSA/P 特异性腺管开口的扩张变形不明显，可能是因为浅层黏膜上皮正下方发生黄色瘤样变化及淋巴细胞和浆细胞浸润，使腺管开口变窄。

以前没有关于黄色瘤的血管检查结果的报道，本病例通过 BLI 观察在白色区域中观察血管。由于在胃和直肠的黄色瘤病例中也能观察到同样的血管，因此这被认为有助于鉴别诊断（**图11c、d**）。另一方面，碳酸镧相关

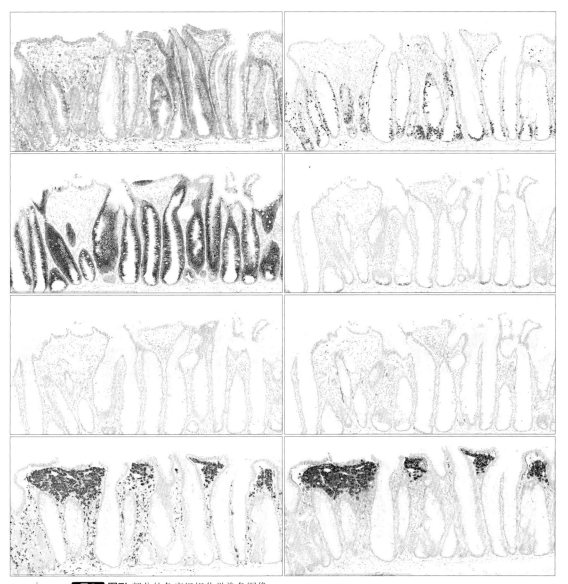

a	b
c	d
e	f
g	h

图8 **图7b**部分的免疫组织化学染色图像

a 部分细胞核annexin A10呈阳性。

b Ki-67阳性细胞在隐窝中不对称性分布。

c MUC2呈弥漫性阳性。

d 腺底部MUC6呈阳性。

e MUC5AC呈阴性。

f CD10呈阴性。

g 黏膜固有层中的泡沫状细胞为CD68阳性。

h 泡沫状物质包裹在亲脂蛋白阳性膜中。

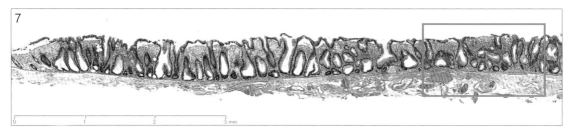

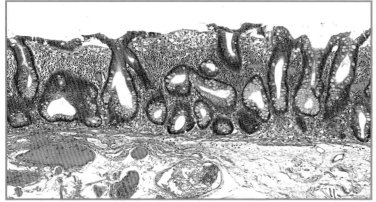

a

b

图9 白色变化较小的区域的组织病理学图像（切片7）

a是图6中#7蓝框部分的放大图像。与白色区域一样，也发现了隐窝的延长和扩张，但在黏膜固有层几乎没有观察到巨噬细胞，取而代之的是明显的淋巴细胞和浆细胞的浸润（b是a的绿框部分的放大图像）。

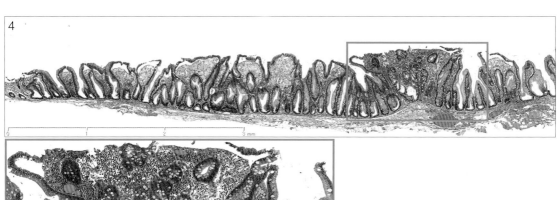

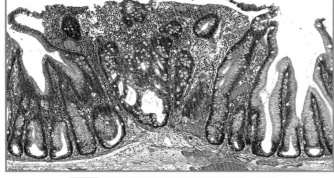

a

b

图10 细胞异型增生的组织病理学图像（切片4）

a 图6中#4蓝框部分的放大图像。虽然病变中的细胞异型性不强，但是观察到显示融合腺管样结构异型性的区域。

b a图中绿框部分的放大图像。

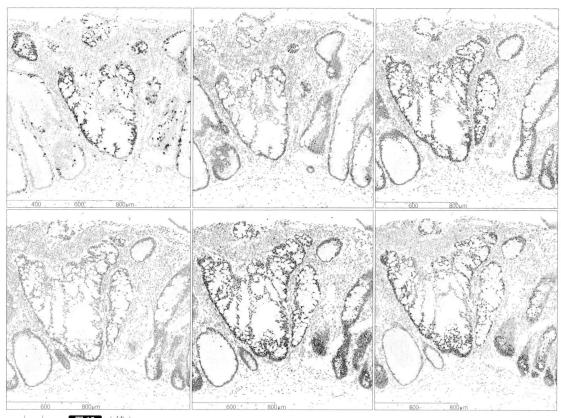

图10（续）

| c | d | e |
| f | g | h |

c～h 该区域在Ki-67中显示出高增殖活性（**c**），但没有p53蛋白的过度表达（**d**），并且没有观察到错配修复基因蛋白（MLH1、PMS2、MSH2、MSH6）的表达缺失（**e～h**）。

的胃十二指肠病变和 Whipple 病的黏膜表面也观察到白色变化，通过窄带成像（narrow band imaging，NBI）观察，发现血管结构不清晰。作为内镜图像上的白化改变而被熟知的白色不透明物质（white opaque substance，WOS）被列为鉴别疾病，它发生在整个胃肠道，在大肠上皮肿瘤中的阳性率为 40%。通常，在 WOS 中没有观察到血管（**图11e，f**）。其原因是在 WOS 中，包裹在亲脂蛋白阳性膜中的脂肪滴主要位于表层黏膜上皮细胞核的正下方，从内镜投射的光被强烈地反向散射或反射而呈现白色，其投射的光不会到达下方的微血管。与此相反，在黄色瘤中，富含脂肪滴的巨噬细胞也包裹在亲脂蛋白阳性膜中，在比上皮正下方更深的黏膜固有层中形成团块，使投射的光可以

到达微血管并进行识别。因此，可以在内镜下区分 WOS 和黄色瘤。

结语

一例直径为 22mm 罕见黄色瘤样改变的无蒂锯齿状腺瘤 / 息肉并伴细胞异型增生的病例，通过 BLI 和详细的病理检查显示有血管表现。

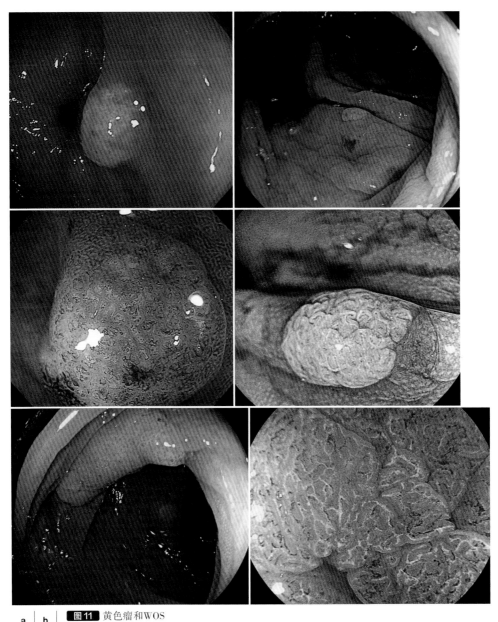

a	b
c	d
e	f

图11 黄色瘤和WOS

a 胃窦后壁直径6mm的黄色瘤。

b 直肠上部直径为2mm的黄色瘤。

c a图的NBI放大图像。血管清晰可见。

d b图的BLI放大图像。血管清晰可见。

e 升结肠中直径为25mm的腺瘤。

f BLI放大图像。只在窝间部发现了WOS。该部位无法确认vessel pattern。

表1 44例大肠黄色瘤患者的既往报道

病例数	44
部位（C：A：T：D：S：R）	0（0%）：1（2.3%）：1（2.3%）：0（0%）：27（61.4%）：15（34.0%）
平均肿瘤直径（范围）	4.5mm（既往报道1~15mm，本案例22mm）
颜色［n=32，白色（黄色）：红色］	19（59.4%）：13（40.6%）
肉眼型（n=43，息肉：非息肉）	5（11.6%）：38（88.4%）

C：盲肠；A：升结肠；T：横结肠；D：降结肠；S：乙状结肠；R：直肠。

参考文献

[1]Pieterse AS, Rowland R, Labrooy JT. Gastric xanthomas. Pathology 1: 455–457, 1985.

[2]Isomoto H, Mizuta Y, Inoue K, et al. A close relationship between HelicoBEACter pylori infection and gastric xanthoma. Scand J Gastroenterol 34: 346–352, 1999.

[3]Hirokawa M, Takenaka R, Takahashi A, et al. Esophageal xanthoma, report of two cases and a review of the literature. J Gastroenterol Hepatol 18; 1105–1108, 2003.

[4]Miliauskas JR. Rectosigmoid（colonic）xanthoma: a report of four cases and review of the literature. Pathology 34: 144–147, 2002.

[5]Nakasono M, Hirokawa M, Muguruma N, et al. Colorectal xanthomas with polypoid lesion. Report of 25 cases. APMIS 112: 3–10, 2004.

[6]八尾隆史，菅井有，岩下明德，他．大腸SSA/Pの病理組織学的特徴と診断基準―大腸癌研究会プロジェクト研究から．胃と腸 46: 442–448, 2011.

[7]Kim SH, Kim HS, Choi YD, et al. A case of ascending colonic xanthoma presenting as a lateral spreading tumor. Intest Res 12: 162–165, 2014.

[8]Moran AM, Fogt F. 70–year–old female presenting with rectosigmoid（colonic）xanthoma and multiple benign polyps–case report. Pol J Pathol 61: 42–45, 2010.

[9]Boruchowicz A, Rey C, Fontaine M, et al. Colonic xanthoma due to glyceride accumulation associated with an adenoma. Am J Gastroenterol 92: 159–161, 1997.

[10]Katsurahara M, Horiki N, Tano S, et al. Colonic xanthoma: a rare non–neoplastic polypoid lesion. Endoscopy 46 Suppl 1: E53, 2014.

[11]Yoshida N, Hisabe T, Inada Y, et al. The ability of a novel blue laser imaging system for the diagnosis of invasion depth of colorectal neoplasms. J Gastroenterol 49: 73–80, 2014.

[12]長末智寛，蔵原晃一，八板弘樹，他．電子顕微鏡所見とPCR法で確認したWhipple病の1例．日消誌 113: 1894–1900, 2016.

[13]渡邊秀紀，杉山いずみ，土屋豊一．炭酸ランタンによる胃粘膜病変の2例．胃と腸 51: 1473–1477, 2016.

[14]Imamura K, Yao K, Hisabe T, et al. The nature of the white opaque substance within colorectal neoplastic epithelium as visualized by magnifying endoscopy with narrow–band imaging. Endosc Int Open 4: E1151–1157, 2016.

[15]八尾建史，上尾哲也，遠城寺宗近，他．拡大内視鏡により視覚化される白色透明物質．胃と腸 51: 711–726, 2016.

Summary

Sessile Serrated Adenoma and Polyp with Cytological Dysplasia Showing Xanthomatous Change, Report of a Case

Naohisa Yoshida[1], Mitsuo Kishimoto[2],
Ritsu Yasuda[1], Takaaki Murakami,
Ryohei Hirose, Ken Inoue,
Osamu Dohi, Yukiko Morinaga[2],
Eiichi Konishi, Yutaka Inada[3],
Yoshito Itoh[1]

A man in his 70s underwent colonoscopy owing to fresh bloody stool. A whitish lesion 20mm in size was observed in the transvers colon, following which he was admitted to our hospital. Magnifying endoscopy using blue laser imaging revealed that the whitish lesion had a round surface pattern and narrow vessel. Chromoendoscopy mainly revealed round pits, and serrated–like pits were partially found. Endoscopic resection was performed. Histology revealed sessile serrated adenoma/polyp with cytological dysplasia accompanied with xanthomatous change.

[1]Department of Molecular Gastroenterology and Hepatology, Kyoto Prefectural University of Medicine, Graduate School of Medical Science, Kyoto, Japan.

[2]Department of Surgical Pathology, Kyoto Prefectural University of Medicine, Graduate School of Medical Science, Kyoto, Japan.

[3]North Medical Center, Kyoto Prefectural University of Medicine, Kyoto, Japan.

虽然这个病例在组织病理学上很有趣，但与作者诊断的无蒂锯齿状腺瘤／息肉（sessile serrated adenoma/polyp，SSA/P）和无蒂锯齿状病变（sessile serrated lesion，SSL）不同：①组织病理学上锯齿状结构不清晰，腺体底部的异常运行图像或扩展图像不清楚；② MUC5AC 不表达为黏液性状；③ *KRAS / BRAF* 突变不作为分子检查结果等。这是一个非常异质的病变。此外，作者的细胞异型增生的图像在组织病理学上接近于癌，Ki-67 中腺管内表达模式也是弥漫性的。因此，可以推测很多病理学医生可能不愿将本病例诊断为具有细胞异型增生的 SSA/P。本病的另一个特点是病变表面有大量黄色瘤样细胞簇，但这一发现与本病变的关系似乎尚不清楚，可能很难直接解释病变和黄色瘤样细胞的出现有关。

作者正在努力分析病理情况，但还没有寻到最新的分子分析方法。考虑到这是日常诊疗，不得已而为之，但我认为可以收集新鲜材料并进行冷冻储存。如果我们保留了这些样本，可以使用下一代测序仪（在某些情况下可能是石蜡包埋的样本）进行突变分析，也可以通过基于阵列的测定进行全基因组水平分析，例如甲基化和拷贝数分析。当遇到难以诊断的病变时，如今的我们已经有各种各样的分析方法。当然，上述方法不是在任何地方都可以使用，但应该考虑委托联合研究进行分析。如果能充分利用这些方法获得新的发现，或许就能向发现新的疾病类别迈出一步，这让人多少感到些遗憾。无论如何，因为该病例是一个值得鼓励去考虑了解大肠肿瘤样病变的病例，所以可以作为问题示例进行收录，是希望读者思考这个病变是怎么回事的案例。

编辑后记

新井 富生　东京都健康长寿医疗中心——病理诊断科

在欧美，巴雷特食管腺癌（Barrett's esophageal adenocarcinoma，BEAC）的发病率从 1995 年左右开始增加，成为食管癌的主要组织学类型。此后，食管癌的组织学分类中鳞状细胞癌被列在首位，而在 2019 年的 WHO 分类（第 5 版）中腺癌再次列在首位。而日本食管癌的主要组织学类型仍然是鳞状细胞癌，但是由于 H. pylori 感染率的下降、饮食习惯逐渐西方化、肥胖率增加等原因，导致 BEAC 呈上升趋势，根据最新的调查显示，已接近食管癌的 10%。

在过去的 20 年里，包括本书在内，巴雷特食管癌或食管胃结合部癌已有过 8 次专题报道。与欧美相比，日本的 BEAC 在短节段巴雷特食管（short segment Barrett's esophagus，SSBE）的背景下发生率非常高，其内镜诊断和病理诊断的困扰相对较少。但是，欧美常见的以长节段巴雷特食管（long segment Barrett's esophagus，LSBE）为背景引起的病变在日本很少见，据说其在内镜下的检索诊断和定性 / 范围诊断都极其困难。因此，在本书中，我们将分别针对作为 BEAC 起源的 SSBE 和 LSBE 来讨论有关 BEAC 的最新知识，并由小山、竹内和新井负责策划，目的是建立各自的内镜诊断和治疗策略。

以 BEAC 的病理学特征、监测以及内镜切除后的长期预后为主题，分别对 SSBE 和 LSBE 进行了说明。作为病理学的特征，在 SSBE 中，癌是在贲门腺体黏膜的背景下发展的，并且该部位通常位于食管右前壁，而在 LSBE 中，在背景黏膜中可见肠上皮化生，同时还发现多发癌和显微镜下的微小病变。如何在 LSBE 中检测出微小癌变已经成为了今后的一个课题。

在内镜诊断方面，日本食管学会于 2018 年提出了针对巴雷特食管和食管腺癌的放大内镜分类（JES-BE 分类）。解释了使用该分类的多中心研究结果，显示了无论经验值如何，都可获得高诊断精度和可重复性，证明了 JES-BE 分类的实用性。

关于 BEAC 的监测，研究了发现 BEAC 的契机，其结果表明，如果存在反流性食管炎，就可能有延迟癌发现的风险，因此伴有炎症的 SSBE 应缩短内镜检查的间隔。目前关于 LSBE 的监测方法还没有确立，但由于 LSBE 在日本的致癌率与欧美国家没有明显区别，因此充分了解浅表癌的特点，并仔细观察整个巴雷特食管黏膜是非常重要的。我们希望能够建立一种充分利用日本内镜技术的监测方法。

关于内镜切除术后的长期预后，SSBE 的研究结果表明，可以通过内镜切除术获得良好预后的条件。作为 LSBE 中的一个注意点，残余的巴雷特黏膜面积越大，提示异时多发性癌的可能性越大，这可以作为治疗后随访时的注意事项。

另外，专题还介绍了日本与欧美对 BEAC 的内镜治疗后的目标不同之处。在 LSBE 较多的欧美，最终的目标是根除巴雷特黏膜本身，在内镜切除病变后使鳞状上皮代替。已引入射频消融（radiofrequency ablation，RFA）和冷冻疗法（cryotherapy）作为根除方法。

说起来，国外和日本对 LSBE 的定义各不相同。在日本，LSBE 诊断为需要全周有 3cm 以上的腺上皮，但在其他国家，如果存在最长 3cm 或以上的腺上皮代替，即可诊断为 LSBE。日本及其他国家对巴雷特黏膜的定义和病理诊断标准等有所不同，有些是不能统一的地方，但有必要对其进行描述，以便于处理。今后，在对比欧美和日本的数据时，需要以相同的标准进行比较，创建一个可以在同一级别上进行讨论的基础非常重要。

希望读者通过本书，对 SSBE 和 LSBE 以及各自发生的 BEAC 的病理生理、病理学特征、内镜诊断和治疗方法、监测方法等有最新的了解，可对日常诊疗有所帮助。

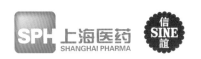

培菲康®
双歧杆菌三联活菌胶囊

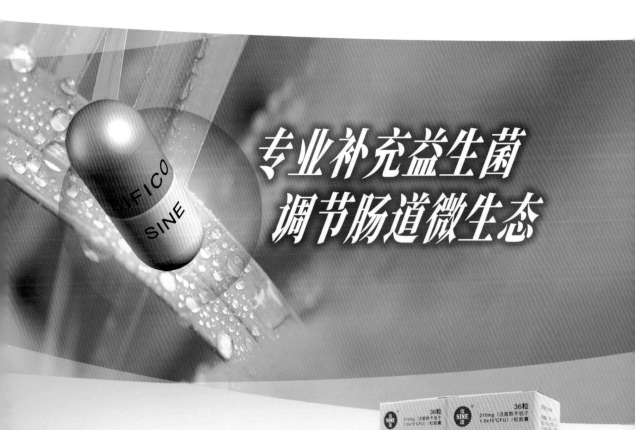

专业补充益生菌
调节肠道微生态

药理作用：口服双歧杆菌、嗜酸乳杆菌、粪肠球菌三联活菌胶囊，三菌联合，直接补充人体正常生理细菌，调整肠道菌群平衡，促进机体对营养物的消化，合成机体所需的维生素，激发机体免疫力。

主治因肠道菌群失调引起的急慢性腹泻、便秘，也可用于治疗中型急性腹泻，慢性腹泻及消化不良、腹胀，以及辅助治疗因肠道菌群失调引起的内毒素血症。

禁　　忌：未进行该项实验且无可靠的参考文献。
不良反应：未发现明显不良反应。

上海上药信谊药厂有限公司

地址：中国(上海)自由贸易试验区新金桥路905号　邮编：201206　电话：021-58995818　国药准字S10950032　沪药广审(文)第250425-10251号　本广告仅供医学、药学专业人士阅读

广告

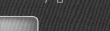
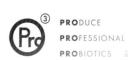

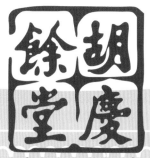

創始于1874年

胃复春胶囊

健脾益气 活血解毒

用于治疗胃癌癌前期病变的中成药

国药准字Z20090697

胡庆余堂

胃复春胶囊

WEI FU CHUN JIAONANG

60 粒装

杭州胡庆余堂药业有限公司

【成　　份】红参、香茶菜、枳壳(炒)。

【功能主治】健脾益气，活血解毒。用于治疗胃癌癌前期病变、胃癌手术后辅助治疗、慢性浅表性胃炎属脾胃虚弱证者。

【规　　格】每粒装0.35g。

【用法用量】口服。一次4粒，一日3次。

【包　　装】口服固体药用高密度聚乙烯瓶。60粒/瓶，1瓶/盒。

【批准文号】国药准字Z20090697

【不良反应】详见说明书。

【禁　　忌】禁止与含藜芦药物同服。

企业名称：杭州胡庆余堂药业有限公司　　　　　邮政编码：311100
生产地址：杭州余杭经济技术开发区新洲路70号　　电话号码：0571-86992277（总机）
传真号码：0571-86993828　　　　　　　　　　　网　　址：http://www.hqyt.com
注册地址：杭州余杭经济技术开发区新洲路70号

国药准字Z33020174
浙药广审（文）第250401-00420号

养胃颗粒
YANGWEI KELI

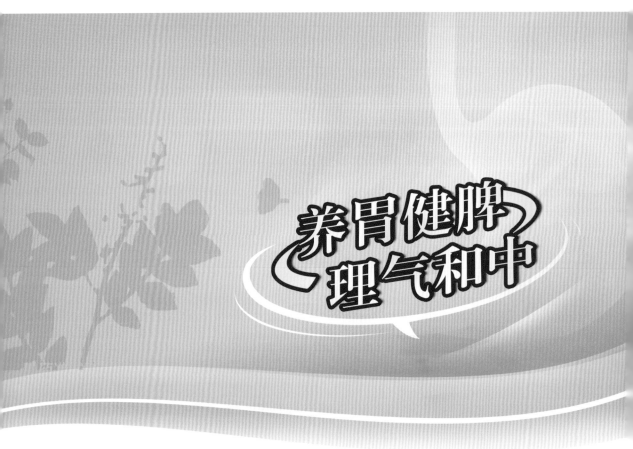

养胃健脾
理气和中

➤ 用于

· 脾虚气滞所致的胃痛，症见胃脘不舒　　· 胀满疼痛
· 嗳气食少　　· 慢性萎缩性胃炎见上述证候者。

【成份】炙黄芪、党参、陈皮、香附、白芍、山药、乌梅、甘草。

【禁忌】本品不宜与含有藜芦、海藻、京大戟、红大戟、甘遂、芫花成份的中成药同用。

【不良反应】应用本品时可能出现腹污、恶心、呕吐、腹痛、皮疹、瘙痒等不良反应。

请按药品说明书或者在药师指导下购买和使用

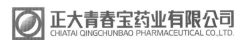
正大青春宝药业有限公司
CHIATAI QINGCHUNBAO PHARMACEUTICAL CO.,LTD.